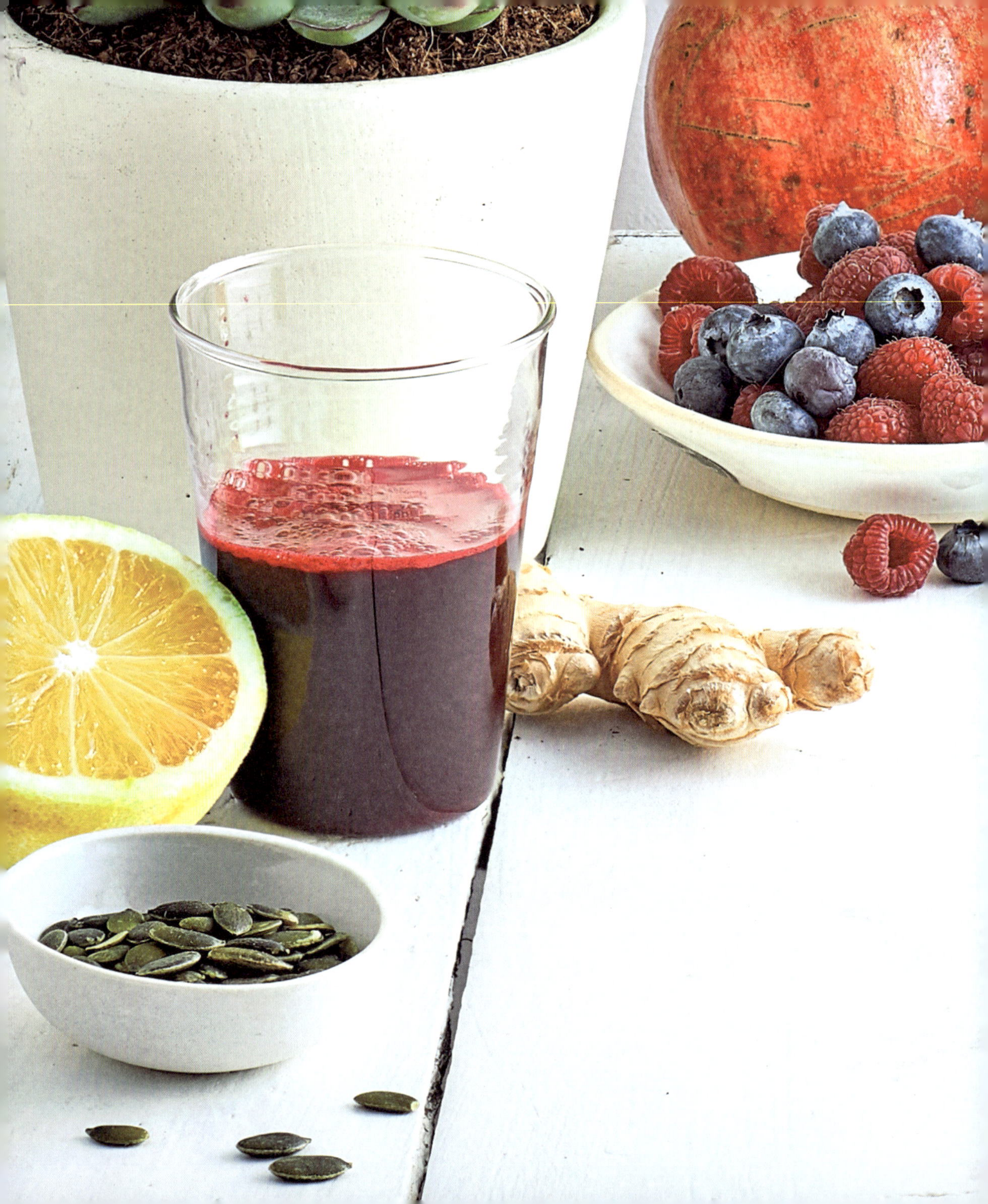

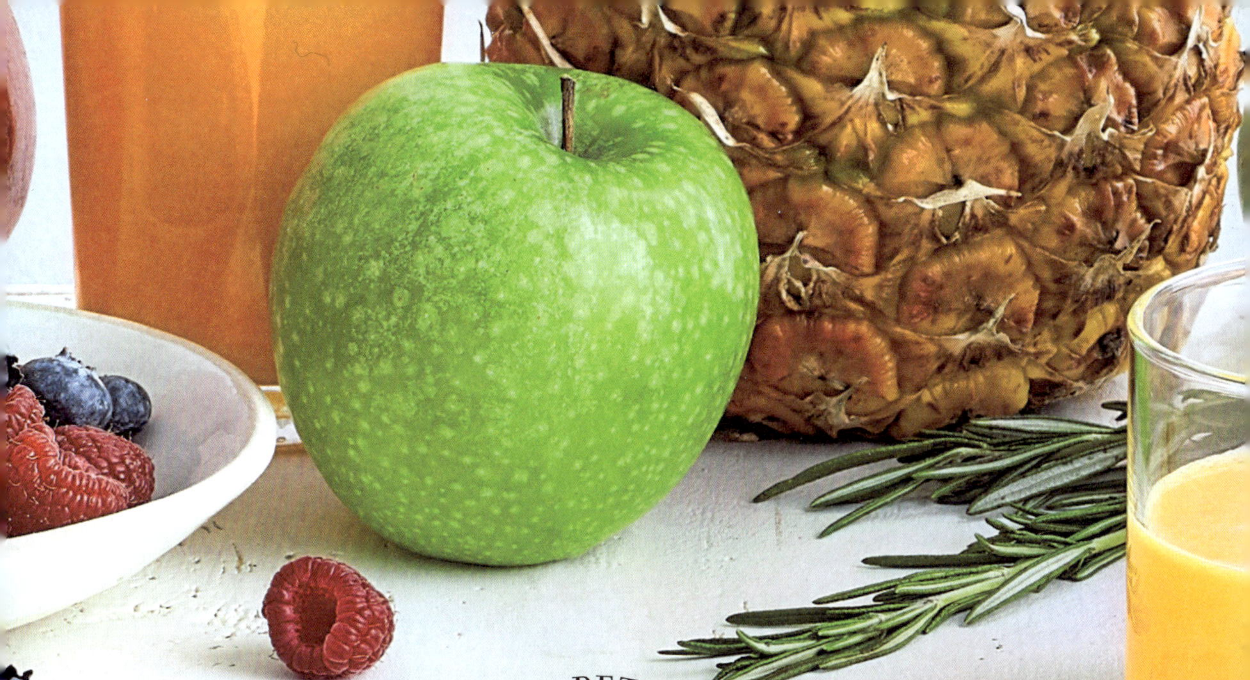

LES PETITS
FAIT MAISON
RECETTES TESTÉES À LA MAISON

MES CURES DÉTOX

CAMILLE PETIT

Photographies : Charly Deslandes
Stylisme : Coralie Ferreira

SOMMAIRE

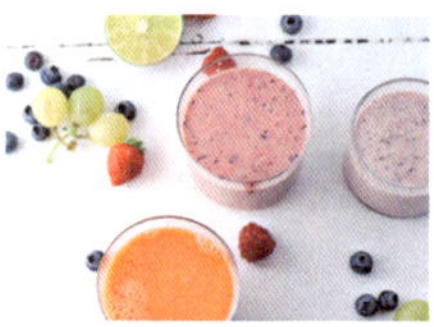

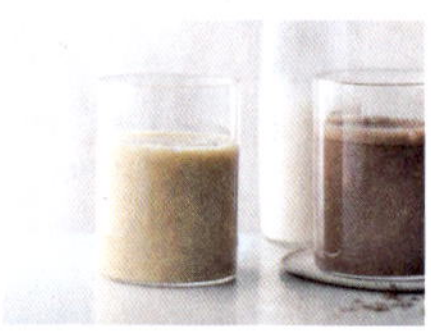

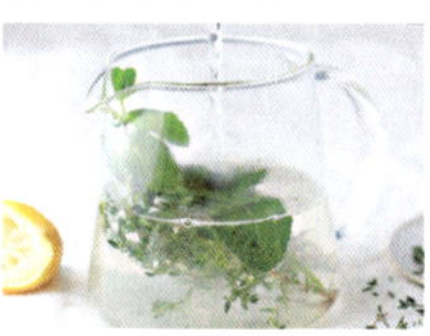

MODE D'EMPLOI

Qu'est-ce qu'une cure de jus détox ?

L'idée de la cure de jus détox, c'est de se mettre dans un état de simili-jeûne, ponctué de jus de légumes et de fruits, pour permettre à notre appareil digestif de prendre une pause, et à notre corps de libérer au maximum ses toxines.

Il faut bien comprendre que notre organisme détient tous les outils nécessaires pour se détoxifier lui-même. Ils sont même cinq : le foie, le rein, les poumons, les intestins et la peau. Mettre en place une cure détox permet simplement de donner un petit coup de pouce à notre organisme.

Les fruits et les légumes ne sont pas choisis au hasard ! Carotte, betterave et céleri pour leurs vertus dépuratives et drainantes du foie, épinard pour calmer l'intestin, concombre et fenouil pour les reins, un peu d'ananas pour ses vertus nettoyantes, de citron et de pomme pour le foie... et ainsi de suite !
L'essentiel des propriétés détoxifiantes est concentré dans les légumes. Les fruits permettent quant à eux d'adoucir le goût des jus.

Vous l'avez compris, plus il y aura de légumes dans votre cure de jus, meilleure elle sera ! La variété est aussi l'une des clés de la réussite. Il est important de ne pas consommer des jus uniquement à base de fruits : ils contiendraient trop de fructose, fructose qui ferait augmenter votre taux de glycémie, et pourrait alors déclencher des fringales, voire entraver l'élimination des graisses.

Lors d'une cure de jus détox, on se nourrit exclusivement de jus de légumes et de fruits. Pas de restaurant, pas de grignotages, pas de café avec ses amis... Ce n'est pas si facile que ça, il faut vous préparer mentalement.
Si c'est votre première cure de jus détox, commencez par le programme 3 jours, ce sera déjà très bien.
L'important est de faire la cure d'une manière réalisable et agréable pour vous. Ce ne doit être ni un sacrifice, ni une punition, bien au contraire.

Camille Petit

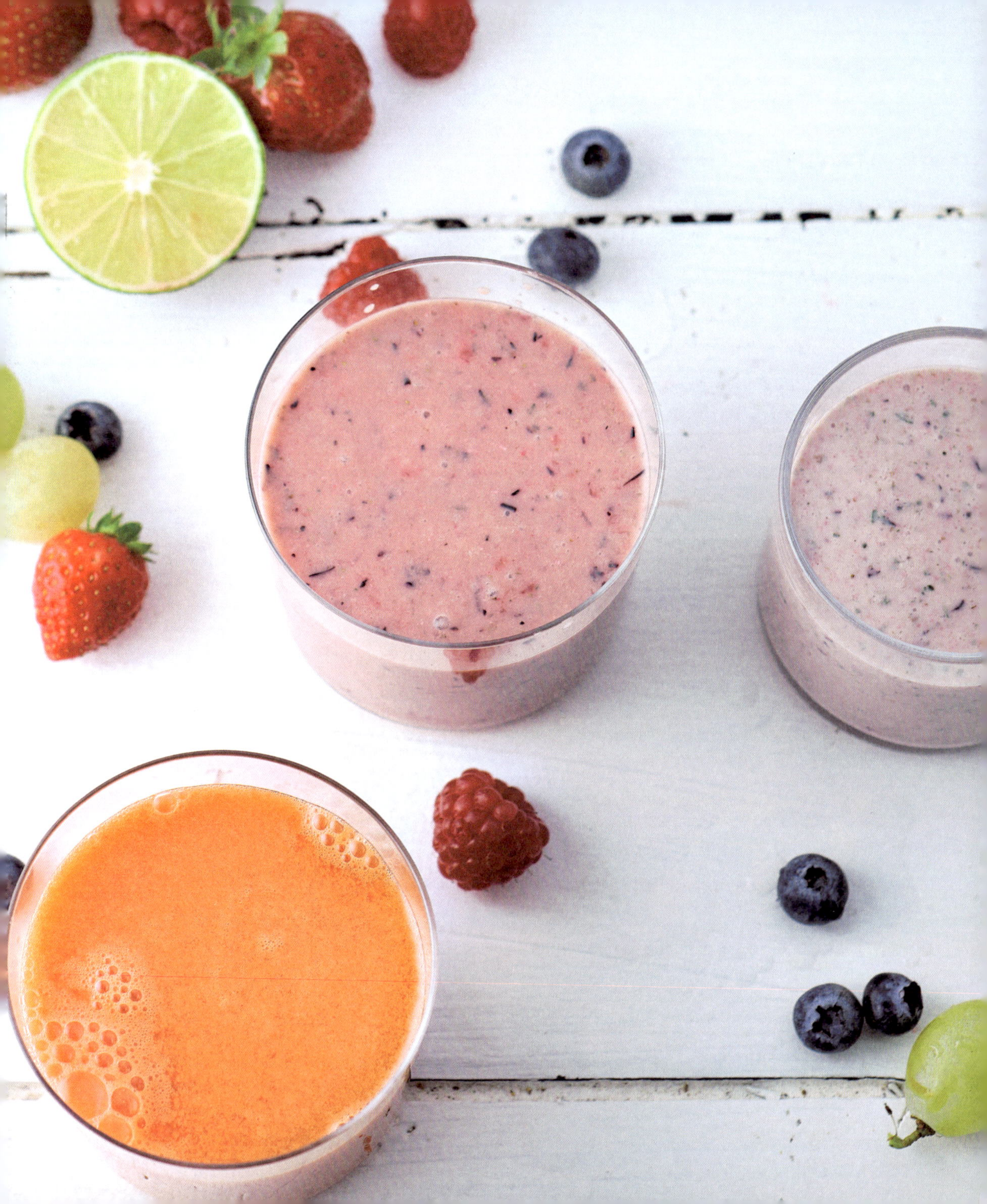

On s'équipe !

COMMENT BIEN CHOISIR SES FRUITS ET LÉGUMES ?

Une alimentation saine, et d'autant plus pour une cure de jus détox, commence par le choix d'ingrédients de qualité.
Il est important de choisir des fruits et des légumes non traités, avec un degré de fraîcheur et de maturité parfait.
Privilégiez les producteurs locaux, de confiance, selon des principes d'agriculture durable et sans utilisation de substances nocives inutiles.

Préférez toujours les fruits et légumes de saison, plus riches en vitamines et minéraux, ou bien alors des produits surgelés. La surgélation préserve en effet correctement les oligo-éléments des aliments. Les aliments congelés, même les petits formats tels que les fraises, les myrtilles ou les framboises congelées, doivent être décongelées avant d'être pressées dans l'extracteur de jus. Cet appareil est là pour presser délicatement, pas pour broyer. Si vous utilisez un blender solide, vous pouvez utiliser des produits congelés.

QUEL MATÉRIEL ?

Bien que très onéreux, le meilleur outil pour réaliser une cure de jus détox est un extracteur de jus.
La rotation lente de l'extracteur est la méthode la plus douce qui soit pour extraire le jus car il n'y a pas de chauffe ; même la centrifugeuse chauffe les fruits et légumes avec la force de la centrifuge.
Les qualités nutritionnelles, en particulier des vitamines qui supportent très mal d'être montées en température, sont donc préservées.

Les aliments sont pressés entre une vis sans fin qui tourne à une vitesse lente et un tamis disposant de petits trous. Ainsi, le jus est séparé des fibres.

Le prix moyen d'un extracteur de jus se situe entre 300 et 600 €.

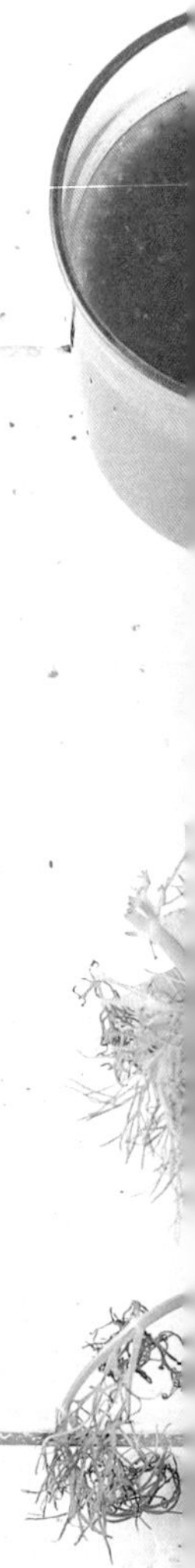

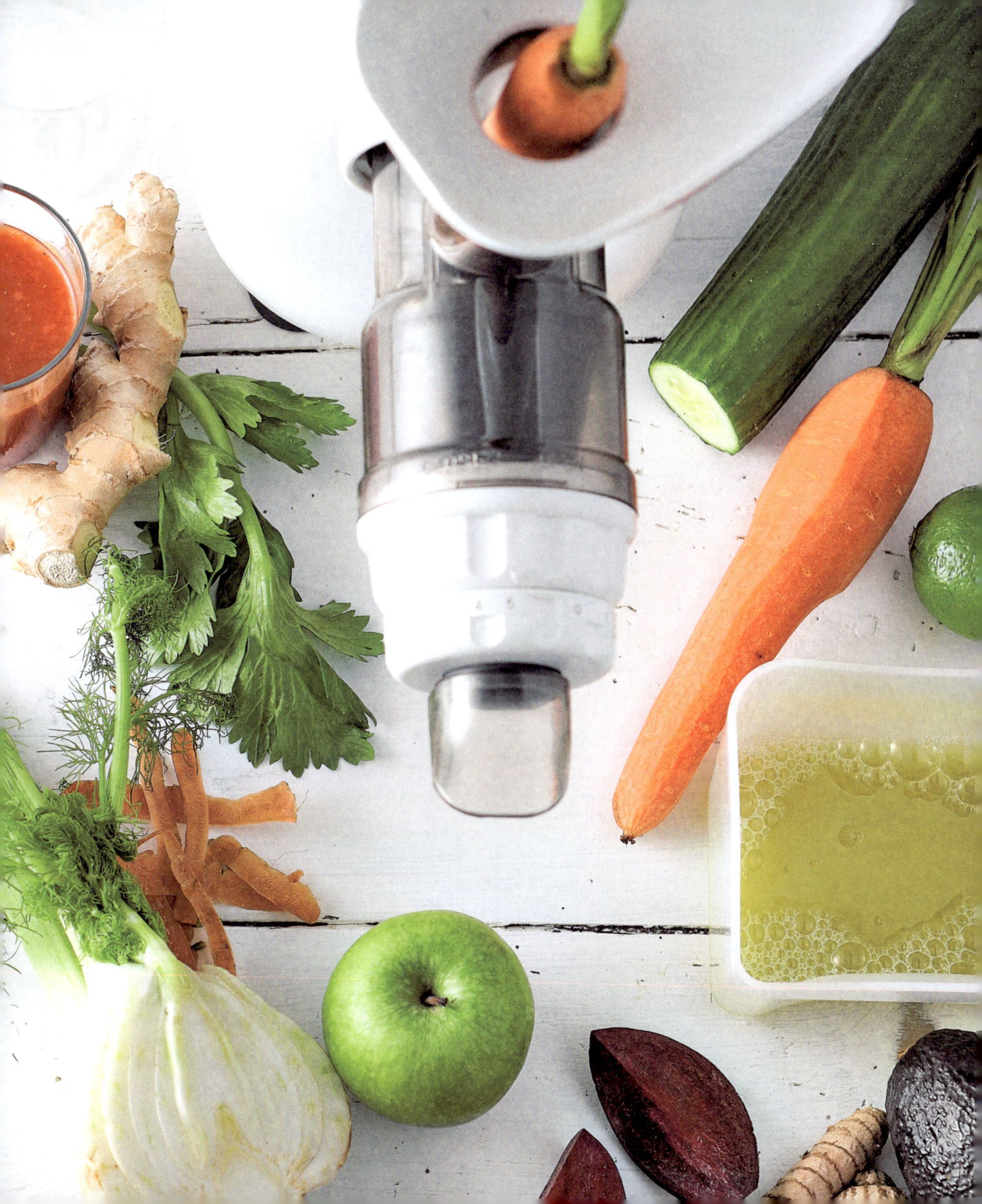

En pratique

LA CURE DE JUS DÉTOX N'EST PAS UN RÉGIME AMAIGRISSANT !

Il est possible que vous perdiez 1 ou 2 kg lors d'une cure détox, mais ce n'est pas un régime amaigrissant pour autant ! La cure de jus peut être un moyen pour commencer un régime si on prend une alimentation équilibrée en post-cure.

Souvenez-vous, les kilos perdus rapidement sont souvent ceux repris tout aussi rapidement ! Une seule solution : revoir vos habitudes alimentaires, adoptez une alimentation équilibrée et pratiquez une activité physique régulière.

EST-IL POSSIBLE DE FAIRE UNE CURE DE JUS DÉTOX EN MANGEANT UN PEU ?

Important : vous ne devez pas avoir faim lors d'une cure de jus détox, si c'est le cas, préparez-vous un autre jus immédiatement !

L'idéal lors d'une cure de jus est bien entendu de se concentrer uniquement sur les jus. Mais n'oubliez pas, tout est possible ! Vous êtes le seul maître de votre alimentation et vous devez faire vos choix en fonction de ce que vous souhaitez pour vous. Si vous préférez orienter votre cure de jus uniquement sur les journées et prendre le soir un repas solide, libre à vous ! Dans ce cas, préférez toutefois un repas végétarien.

LE SNACKING DÉTOX

Lors d'une détox, il est normal d'avoir des passages à vide. Il faut savoir que ces moments de faiblesse ne durent pas, et l'astuce consiste simplement à passer le cap.

Astuces :

- Dégustez une recette de jus végétaux coup de fouet (voir p. 59).
- Buvez un grand verre d'eau et lavez-vous les dents.
- Changez-vous les idées : lisez, appelez des amis, changez de pièce, occupez-vous !

Si vous sentez que vous avez « besoin » de manger, autant adopter un craquage utile. Savourez pleinement votre snack, sans mauvaise conscience.

Voici quelques idées :

- Savourez ¼ d'avocat, avec un filet d'huile de lin et un zeste de jus de citron.
- Essayez la recette des perles de tapioca à la grenade (voir p. 82).
- Croquer dans 1 pomme.
- Dégustez 1 poignée de bâtonnets de légumes crus.
- Picorez 1 petite poignée de noix ou de graines : amandes, noix de cajou, noisettes, noix, graines de courge, graines de tournesol. Toujours non grillées et non salées.
- Appréciez 2 à 3 morceaux de fruits secs (abricots secs, pommes séchées) sans sucre.
- Goûtez 1 yaourt végétal.

COMMENT SAVOIR QUELLE EST LA BONNE DURÉE DE MA DÉTOX ?

- **3 jours :** si vous êtes débutant en matière de cure de jus détox. Cette cure est intéressante à faire régulièrement, une fois par mois par exemple, en lendemain d'un repas un peu trop festif.
- **5 jours :** cure conseillée après un week-end chargé, au début d'un régime minceur ou pour relancer une perte de poids.
- **7 jours :** idéal après les fêtes de fin d'année.
- **Plus longtemps :** uniquement pour les habitués des détox, et maximum 1 à 2 fois par an, afin d'offrir une vraie pause à votre organisme.

DES EFFETS SECONDAIRES ?

Il faut comprendre que lorsqu'on rentre dans une phase détox, le principe est de détoxifier notre corps, on va donc éliminer ses toxines. Il n'est donc pas rare de rencontrer des effets secondaires tels que des maux de tête, l'apparition de boutons, et même d'avoir la diarrhée, des nausées ou des douleurs musculaires. C'est votre corps qui se débarrasse des toxines ! Ces symptômes disparaissent et sont ensuite remplacés par les premiers effets positifs de la détox, à savoir la bonne humeur et plus d'énergie.

Il est important de rappeler que les cures de jus détox sont déconseillées aux femmes enceintes et allaitantes, ainsi qu'aux personnes atteintes de pathologies.

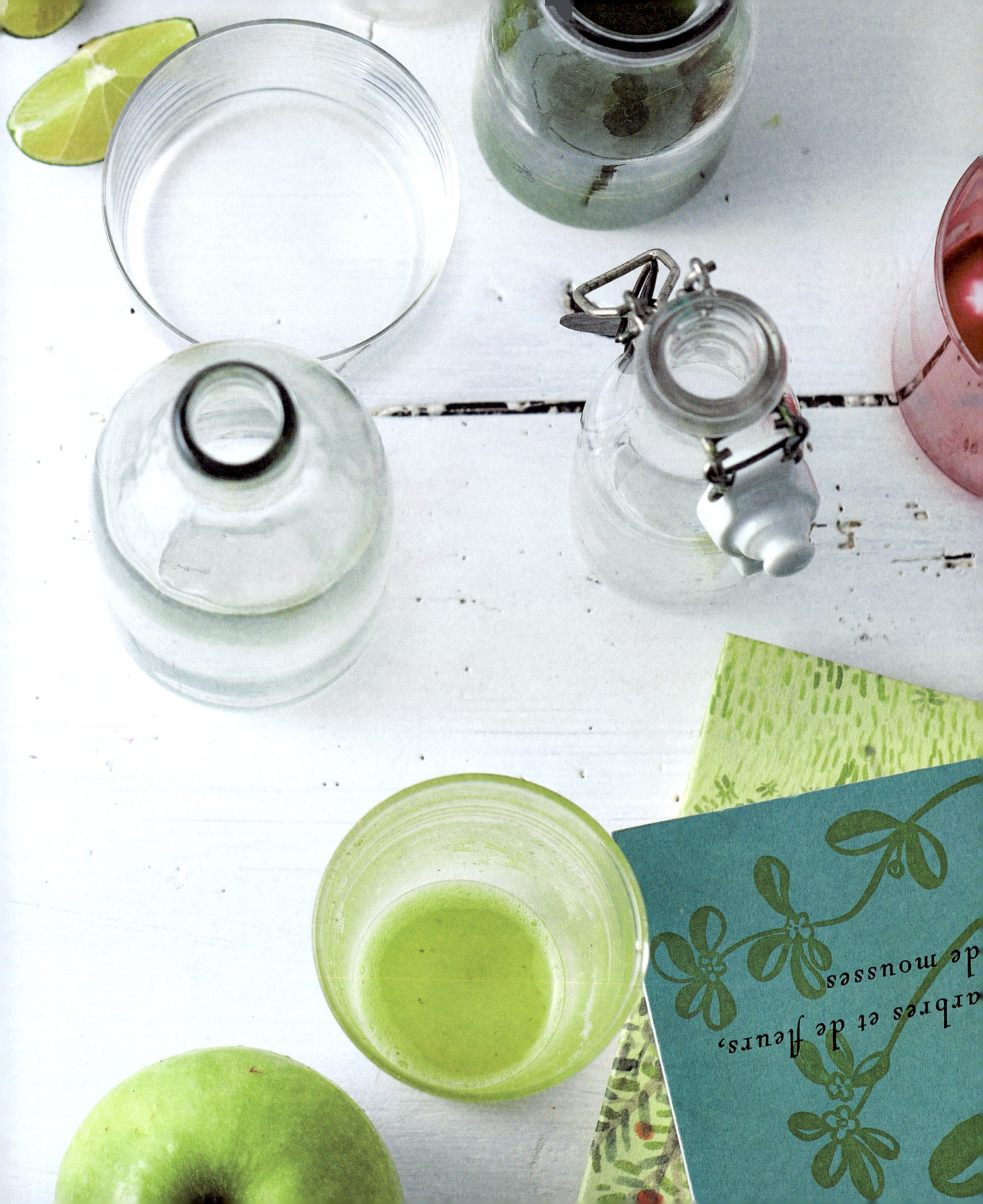
arbres et de fleurs,
de mousses

Les principes de la préparation

Il faut considérer la cure comme un super drainage, c'est comme un « désincrustage » de votre organisme. En effet, votre corps va remettre en circulation une grande quantité de toxines, stockées au plus profond de vous.

Afin que les émonctoires, c'est-à-dire les organes d'élimination du corps (foie, intestin, poumons, reins et peau) puissent effectuer ce travail dans les meilleures conditions possibles, il est important de les préparer, comme un sportif se préparerait pour un marathon !

Il est prévu dans chaque programme une phase de préparation à la détox de jus d'une journée.

Toutefois, il peut être intéressant d'augmenter la durée de cette pré-détox si, par exemple :

- Votre alimentation est très déstructurée et loin d'être équilibrée.
- Vous vous nourrissez régulièrement de produits transformés, industriels.
- Vous ressentez une addiction au sucre.

Mieux vous vous préparerez, plus votre cure de jus sera facile et agréable.
Tout changement brutal étant à l'origine de stress, cette phase permet une entrée de détox plus en douceur.

À supprimer en pré-détox :

- Les excitants tels que l'alcool, le café et le thé.
- Les produits alimentaires transformés : plats cuisinés, gâteaux, sodas...
- Les sucreries.

À la place du thé et du café, préférez les rooibos ou les tisanes.

Côté assaisonnement, préférez l'huile d'olive et le citron, ou l'huile de colza. Limitez le sel et abusez des aromates (thym, coriandre, persil...).

QUELQUES CONSEILS POUR UNE BONNE PRÉPARATION :

- Veillez à votre hydratation.
  Buvez au moins 1,5 l d'eau dans la journée.
- Ne mangez aucun sucre rapide, sous quelque forme que ce soit, afin d'éviter tout risque d'hypoglycémie réactionnelle.
- Assurez une activité physique continue : montez les escaliers et oubliez l'ascenseur, marchez, allez chercher vos enfants à l'école à vélo...
- Si vous en avez la possibilité, nettoyez et stimulez votre peau en pratiquant un sauna, un hammam, ou même un bain chaud.
- Associez votre détox à des soins corporels, des drainages lymphatiques et des massages. Prévoyez des moments de relaxation.
- Pour les fumeurs, essayez de réduire au maximum votre consommation, et pourquoi ne pas en profiter pour arrêter ?

COMPLÉMENTS ALIMENTAIRES

La consommation de compléments alimentaires lors d'une cure de jus n'est pas obligatoire mais peut être intéressante pour satisfaire pleinement vos besoins pendant cette période.
Des compléments alimentaires ciblés, de bonne qualité, peuvent permettre de bien préparer ses organes pour une détox de qualité, dans le bien-être. Ils sont à commencer dès la phase de préparation, et à continuer jusqu'au dernier jour post-détox.

- Le desmodium : il sert principalement à tonifier le foie. Il existe sous forme de feuilles, d'ampoules ou de gélules. En feuilles, il suffit de faire bouillir pendant 15 min 10 g de plantes sèches (tiges et feuilles) dans 50 cl d'eau et de filtrer. On obtient une boisson à consommer dans la journée. Il est préférable de choisir du desmodium d'origine biologique.
- La synergie artichaut-curcuma-romarin : elle est utilisée pour faciliter l'élimination et le drainage des toxines. Ce combo gagnant existe en ampoule ou en gélules (parfois avec du desmodium intégré).

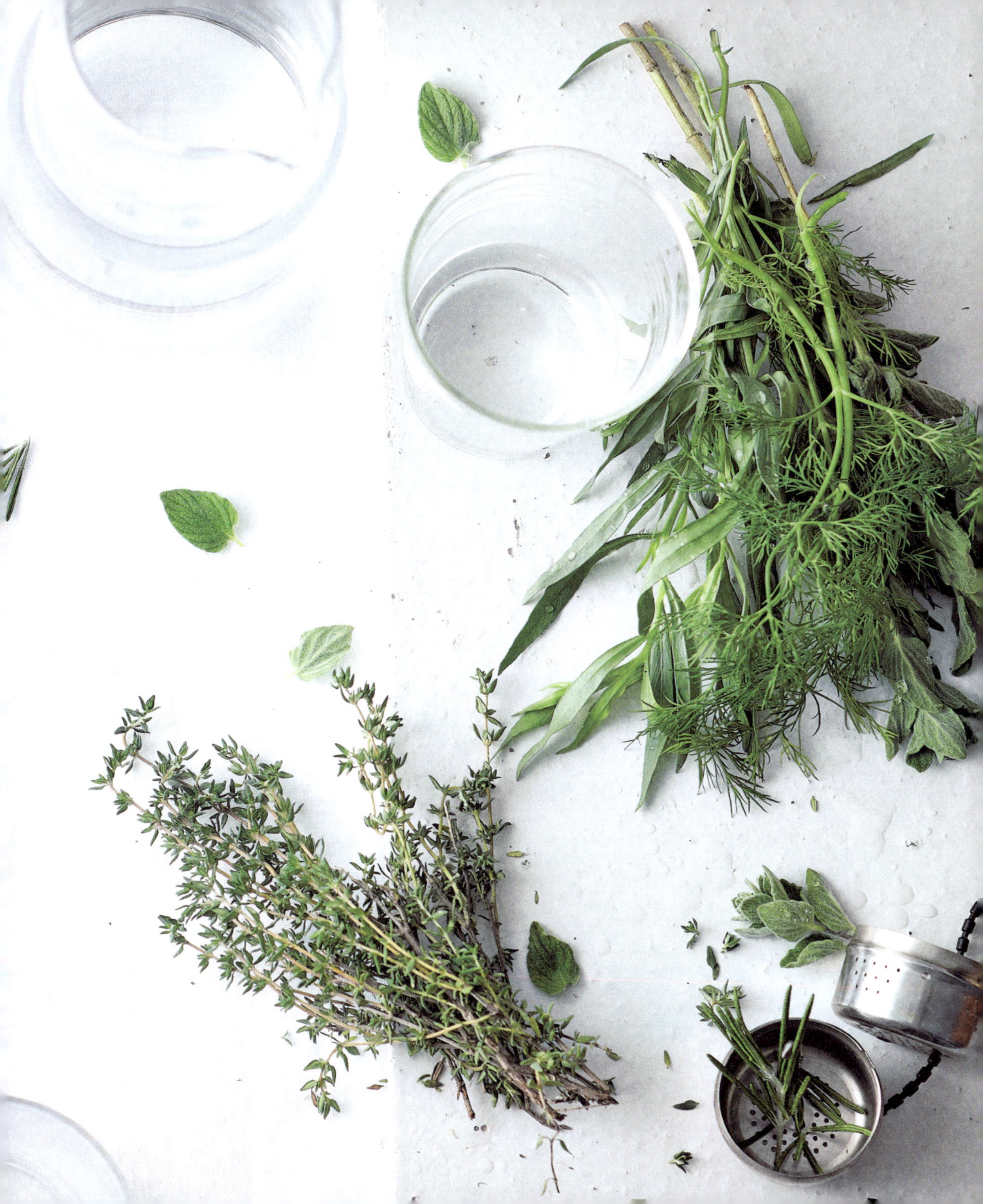

La détox

QUELLE QUANTITÉ DE JUS ?

Vous devez consommer des jus détox en fonction de vos besoins, de votre faim. Si vous ressentez la faim entre deux jus, préparez-vous-en un supplémentaire.

Généralement, on prévoit 5 à 6 jus de fruits et de légumes de 50 cl chacun, à prendre à intervalles réguliers dans la journée, toutes les 2 à 3 heures environ.

CONSEILS DE DÉTOX

- Consommez vos jus « à la minute ». Les vitamines sont des molécules très sensibles, elles disparaissent avec le temps. Il est donc préférable de consommer vos jus au plus près de leur préparation. Si cette organisation est impossible pour vous, organisez-vous le matin pour préparer les jus de la journée. Prenez alors bien soin de les conserver au réfrigérateur ou de les emporter dans une bouteille isotherme pour qu'ils ne s'altèrent pas trop.
- Prenez votre temps. Ne buvez pas vos jus en faisant autre chose, à votre bureau ou devant la télévision, mais savourez au contraire chaque gorgée. Essayez de reconnaître les saveurs des différents ingrédients.
- « Mastiquez » vos jus, cela permet au jus de mieux se mélanger aux enzymes digestives présentes dans la salive, et de le rendre encore plus digeste pour l'organisme.
- Utilisez et abusez des herbes détox et des épices telles que le curcuma, le cumin, le gingembre, le thym, la coriandre, ou encore le basilic car ils apportent un soutien digestif et un parfum agréable à vos préparations.
- Pensez à bien vous hydrater. Buvez de l'eau, pauvre en sodium, en quantité suffisante entre les différents jus.

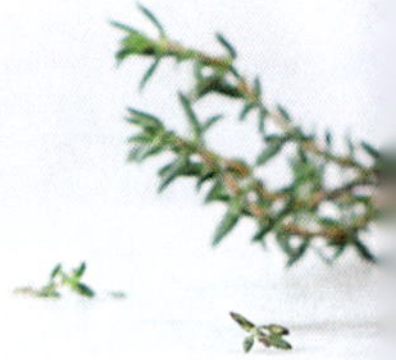

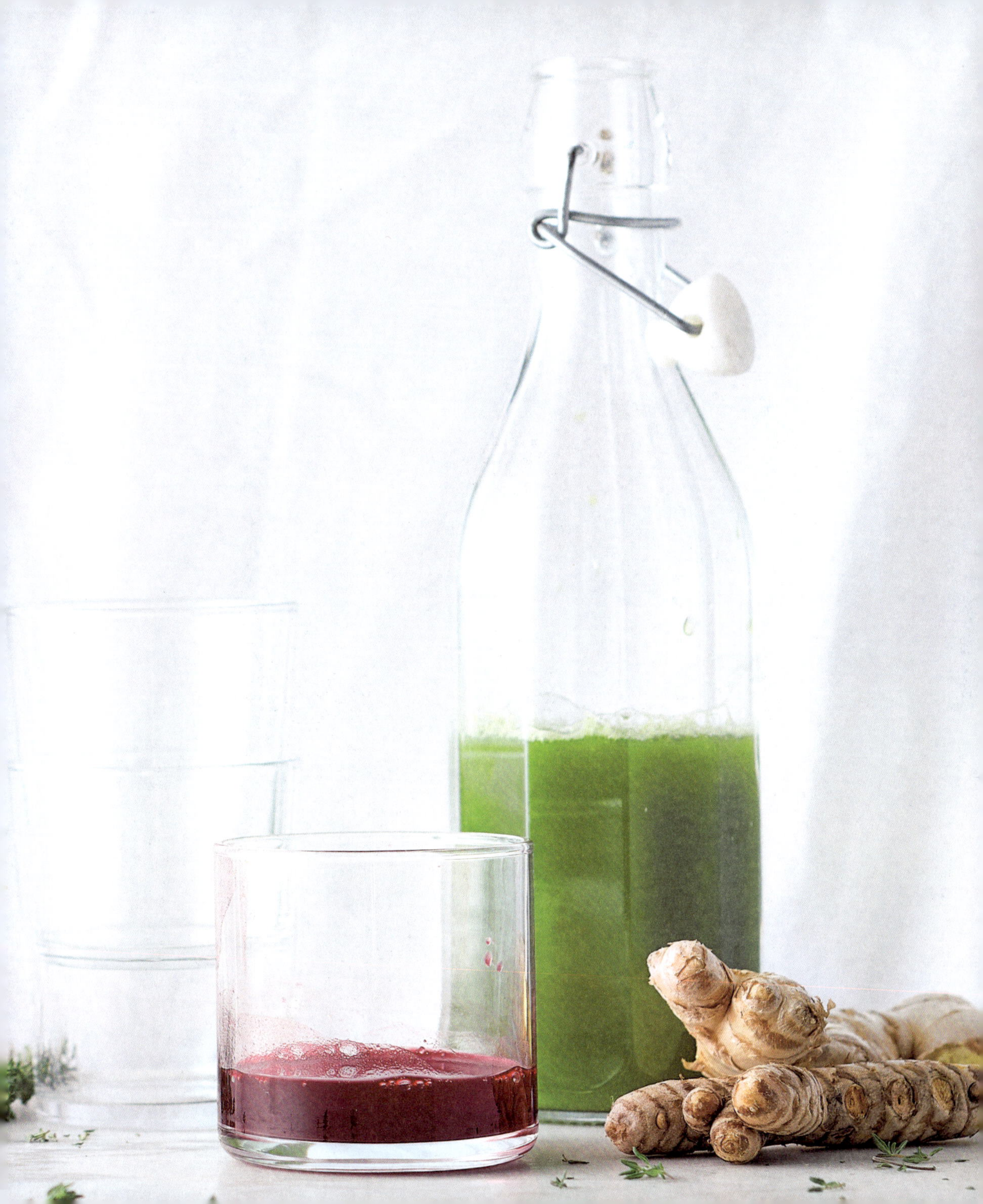

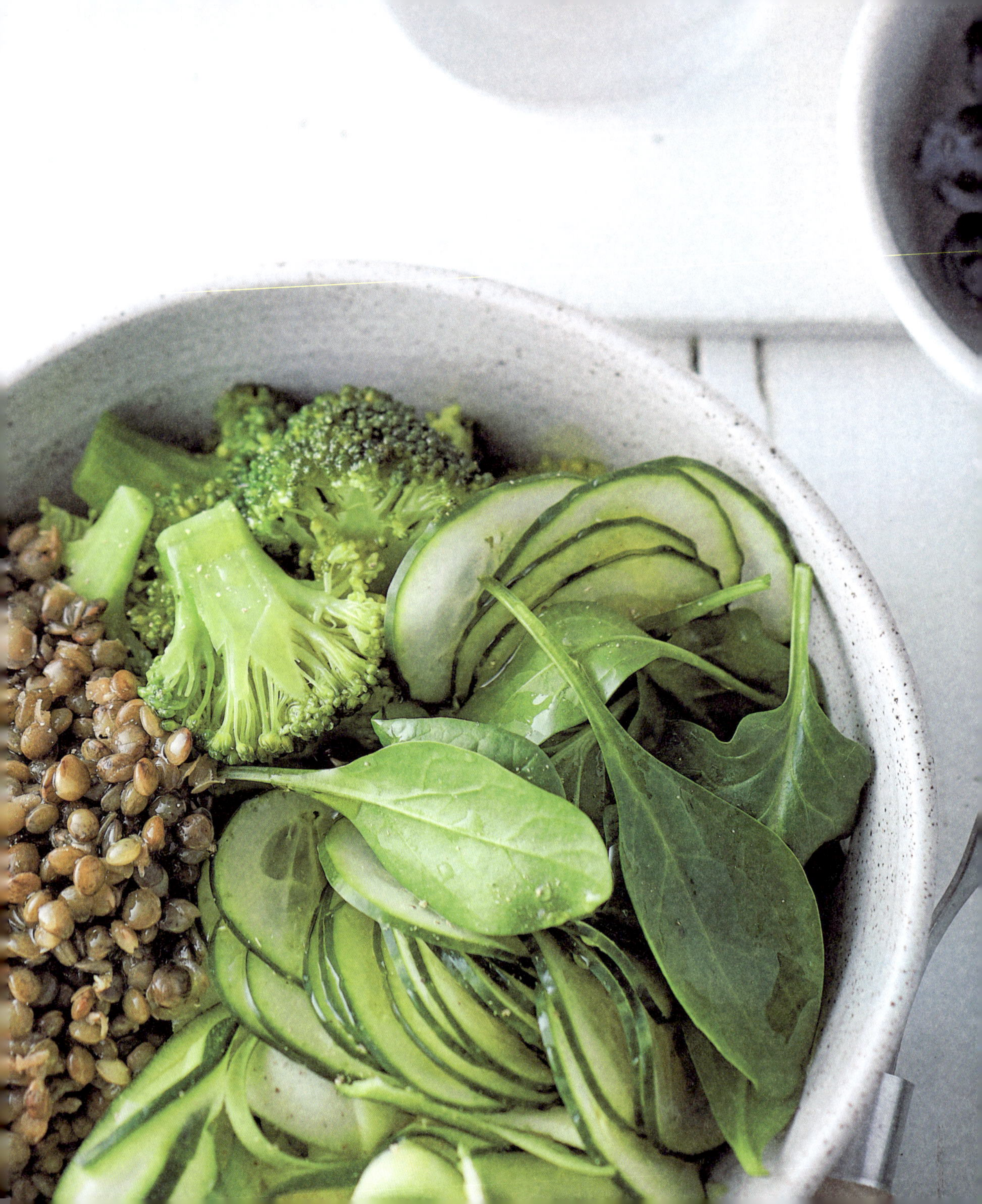

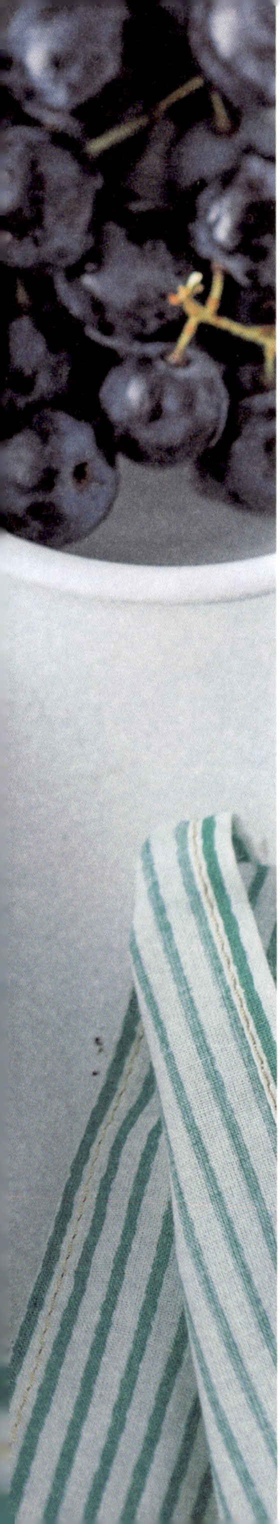

CURE DÉTOX DE 3 JOURS

PRÉ-DÉTOX : JOUR 1

Au réveil	1 verre d'eau chaude avec le jus de 1 citron pressé
Petit déjeuner	- 1 tisane au romarin et à l'origan, sans sucre ajouté - 1 salade de fruits détox - 40 g de pain de seigle du boulanger + 10 g de beurre
	Infusion citron, menthe et thym (voir p. 60)
Déjeuner	- Une assiette composée de : • ¾ de légumes verts, faciles à digérer et riches en fibres • ¼ de céréales (riz, pomme de terre, quinoa, millet, lentilles...) - Fruit de saison, au choix
	Infusion au gingembre (voir p. 60)
Collation (en option)	- 1 petite poignée d'oléagineux (noix, noisettes, amandes...) - 1 fruit
Dîner	- Bouillon de la mer (voir p. 62) - Légumes à volonté, crus ou cuits - Yaourt nature (animal ou végétal) - Fruit de saison, au choix
	Infusion détox à la menthe (voir p. 60)

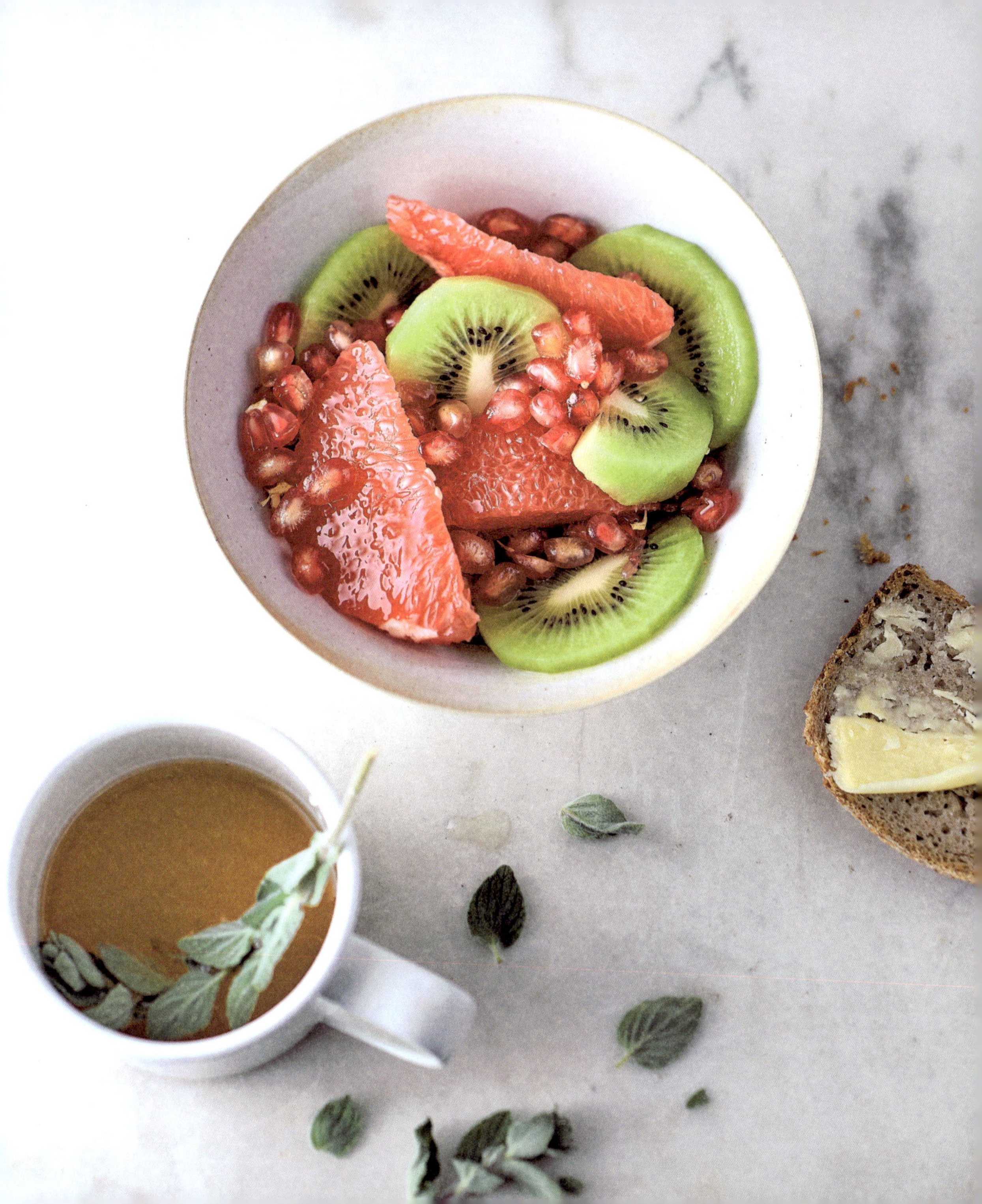

DÉTOX : JOUR 2

Au réveil	1 verre d'eau chaude avec le jus de 1 citron pressé
8 h	1 jus composé de 2 pommes, ¼ d'ananas, 1 poignée de pousses d'épinards, ½ citron vert, ½ branche de céleri, 5 cm de concombre, 1 cm de gingembre, ¼ d'avocat
10 h	1 jus composé de 1 poignée de brocoli, 1 poire, 1 tige de menthe, 2 branches de céleri
13 h	1 jus composé de 2 carottes, 1 concombre, 1 petit bouquet de persil, ½ botte de blette, 1 botte de chou frisé, 1 citron vert
16 h	1 jus composé de 1 betterave rouge crue, 2 oranges, 4 carottes, 1 cm de gingembre
20 h	1 jus composé de 2 carottes, ¼ de tête de laitue, 1 branche de céleri, ¼ de tête de chou, 2 têtes de brocolis
À intégrer dans la journée	1 jus coup de fouet : jus d'amande, datte et banane ou jus de noisette au cacao cru

N'oubliez pas de bien vous hydrater tout du long de la journée, et de consommer des infusions.

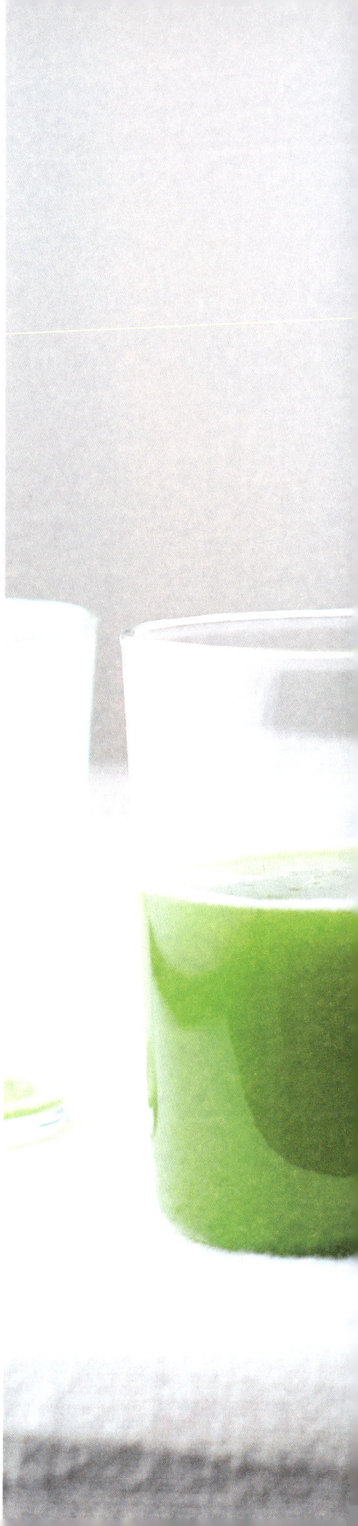

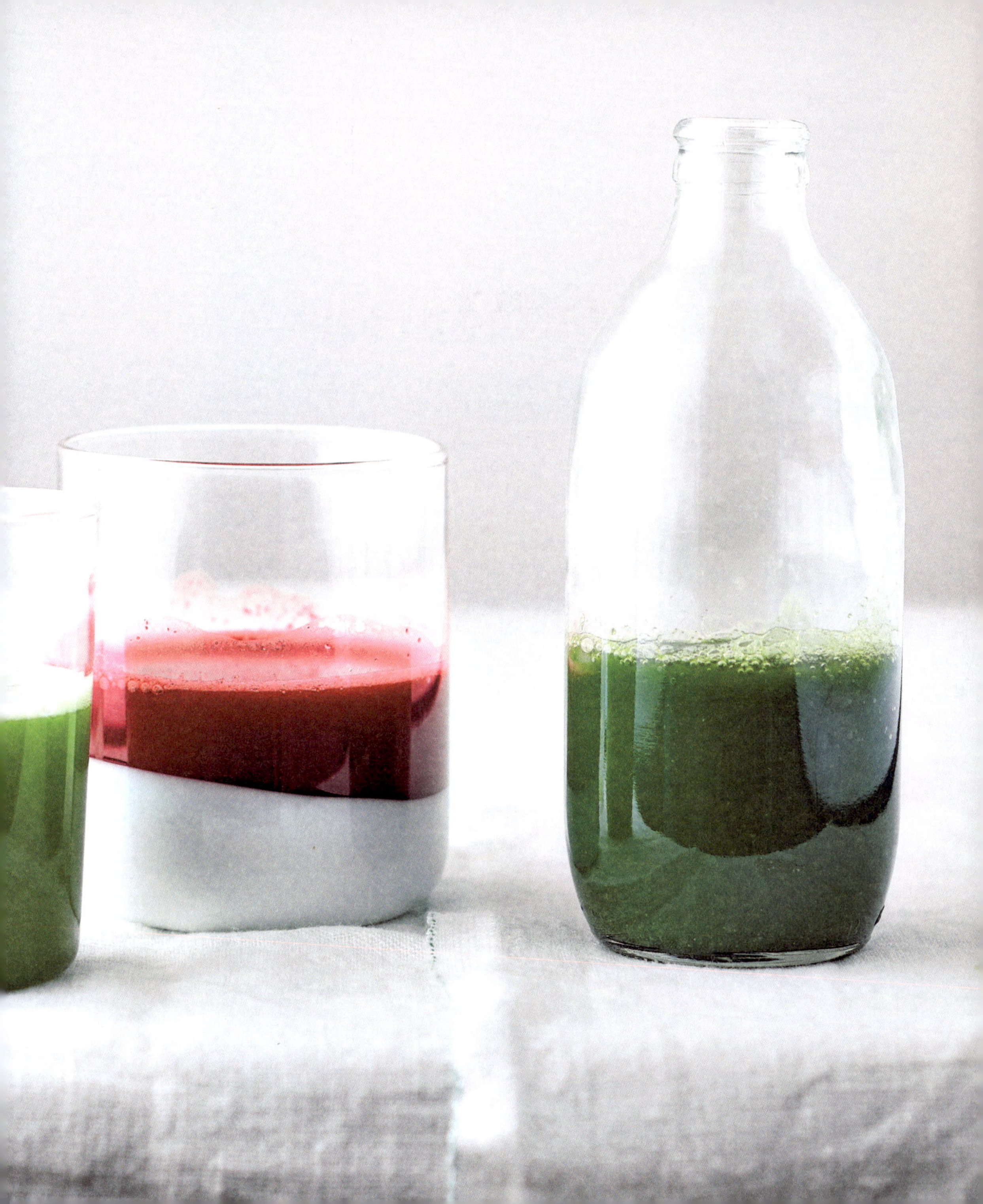

POST-DÉTOX : JOUR 3

Au réveil	1 verre d'eau chaude avec le jus de 1 citron pressé
Petit déjeuner	- 1 tisane au romarin et à l'origan, sans sucre ajouté - 1 salade de fruits détox - 40 g de pain de seigle du boulanger + 10 g de beurre
	Infusion citron, menthe et thym (voir p. 60)
Déjeuner	- Une assiette composée de : • ¾ de légumes verts, faciles à digérer et riches en fibres • ¼ de céréales (riz, pomme de terre, quinoa, millet, lentilles…) - Fruit de saison, au choix
	Infusion au gingembre (voir p. 60)
Collation (en option)	- 1 petite poignée d'oléagineux (noix, noisettes, amandes…) - 1 fruit
Dîner	- Bouillon drainant (voir p. 62) - Légumes à volonté, crus ou cuits - Yaourt nature (animal ou végétal) - Fruit de saison, au choix
	Infusion détox à la menthe (voir p. 60)

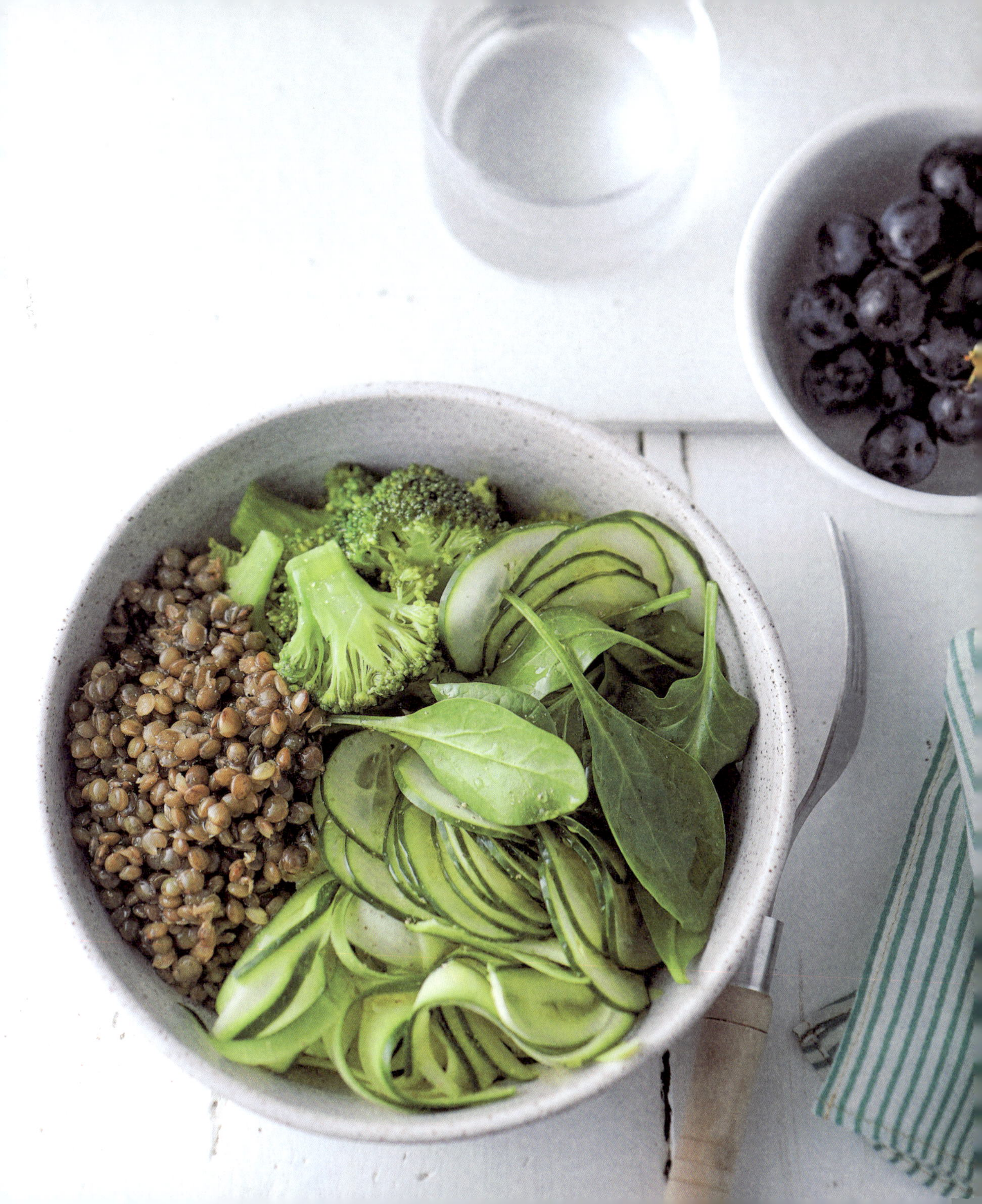

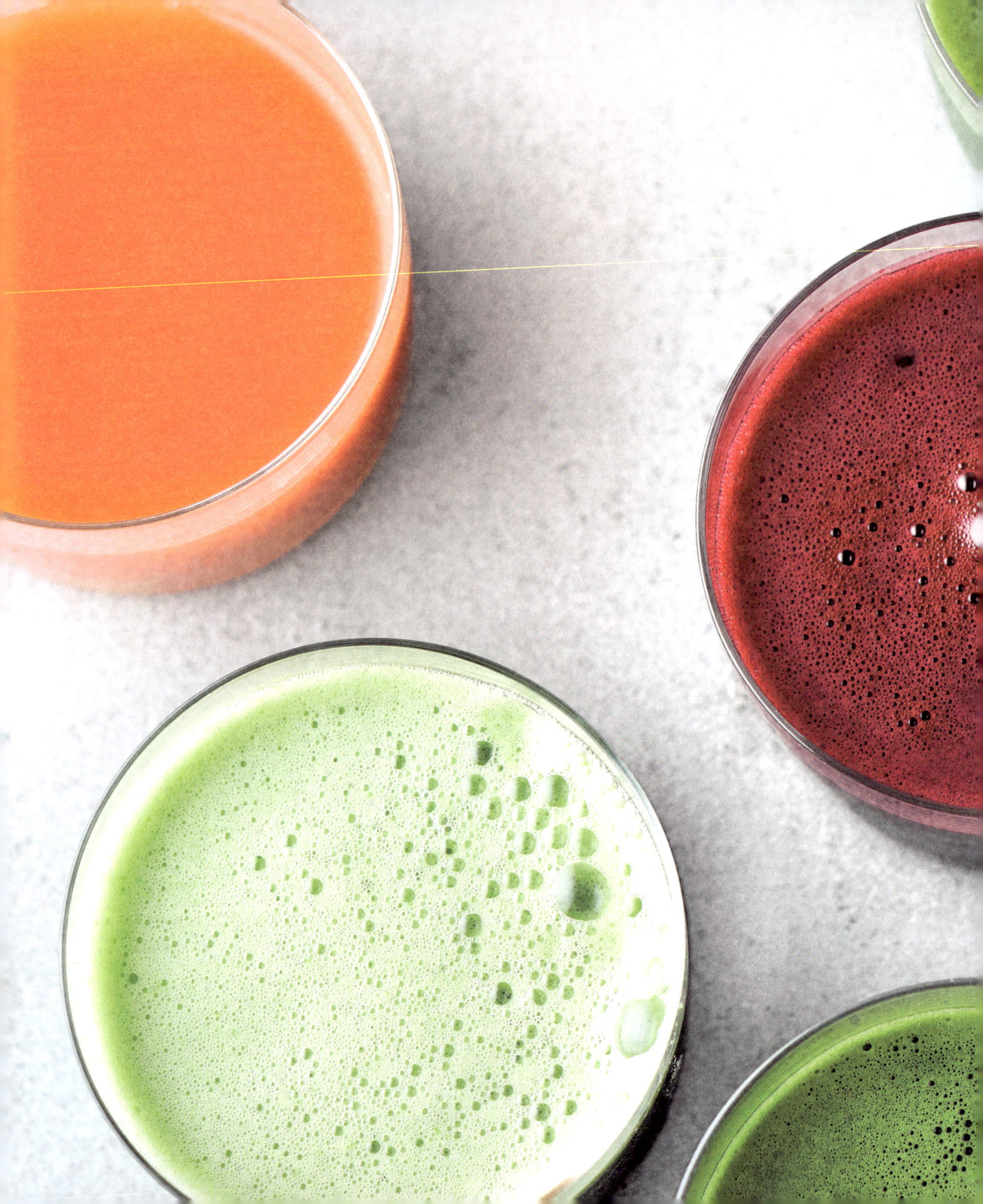

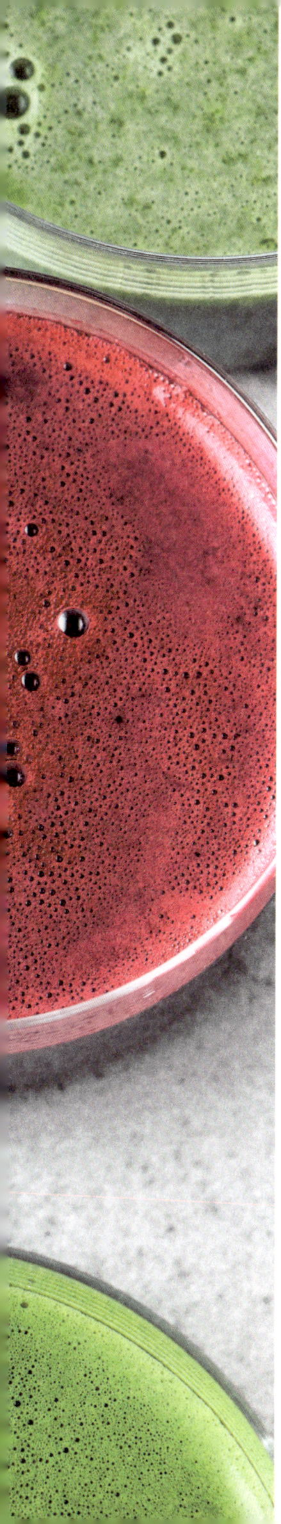

CURE DÉTOX DE 5 JOURS

PRÉ-DÉTOX : JOUR 1

Au réveil	1 verre d'eau chaude avec le jus de 1 citron pressé
Petit déjeuner	- 1 tisane au romarin et à l'origan, sans sucre ajouté - 1 salade de fruits détox - 40 g de pain de seigle du boulanger + 10 g de beurre
	Infusion citron, menthe et thym (voir p. 60)
Déjeuner	- Une assiette composée de : • ¾ de légumes verts, faciles à digérer et riches en fibres • ¼ de céréales (riz, pomme de terre, quinoa, millet, lentilles…) - Fruit de saison, au choix
	Infusion au gingembre (voir p. 60)
Collation (en option)	- 1 petite poignée d'oléagineux (noix, noisettes, amandes…) - 1 fruit
Dîner	- Bouillon de la mer (voir p. 62) - Légumes à volonté, crus ou cuits - Yaourt nature (animal ou végétal) - Fruit de saison, au choix
	Infusion détox à la menthe (voir p. 60)

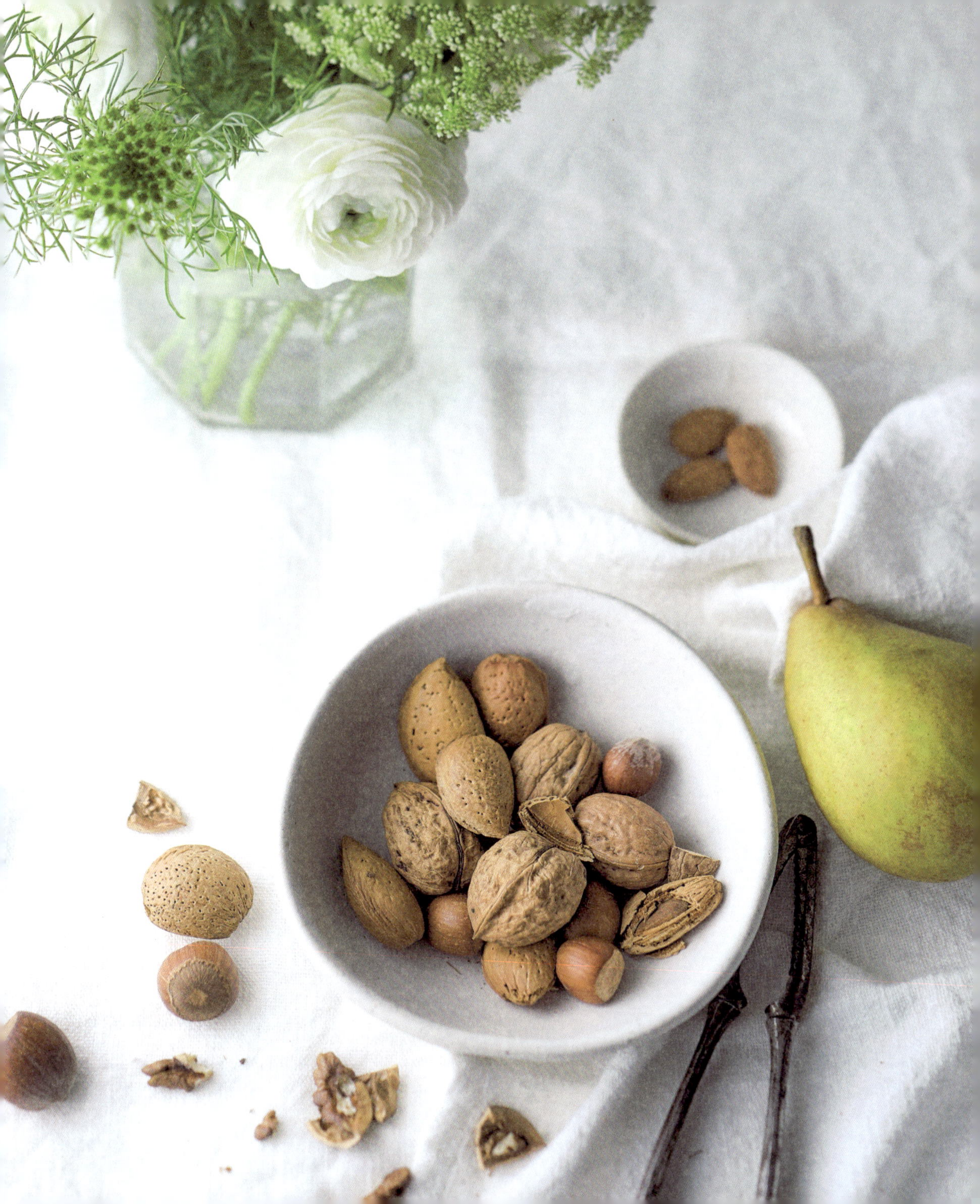

DÉTOX : JOUR 2

Au réveil	1 verre d'eau chaude avec le jus de 1 citron pressé
8 h	1 jus composé de 2 pommes, ¼ d'ananas, 1 poignée de pousses d'épinards, ½ citron vert, ½ branche de céleri, 5 cm de concombre, 1 cm de gingembre, ¼ d'avocat
10 h	1 jus composé de 1 poignée de brocoli, 1 poire, 1 tige de menthe, 2 branches de céleri
13 h	1 jus composé de 2 carottes, 1 concombre, 1 petit bouquet de persil, ½ botte de blette, 1 botte de chou frisé, 1 citron vert
16 h	1 jus composé de 1 betterave rouge crue, 2 oranges, 4 carottes, 1 cm de gingembre
20 h	1 jus composé de 2 carottes, ¼ de tête de laitue, 1 branche de céleri, ¼ de tête de chou, 2 têtes de brocolis
À intégrer dans la journée	1 jus coup de fouet : jus d'amande, datte et banane ou jus de noisette au cacao cru

N'oubliez pas de bien vous hydrater tout du long de la journée, et de consommer des infusions.

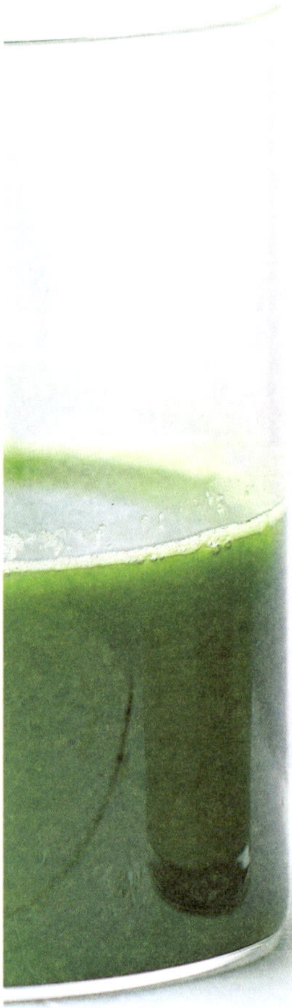

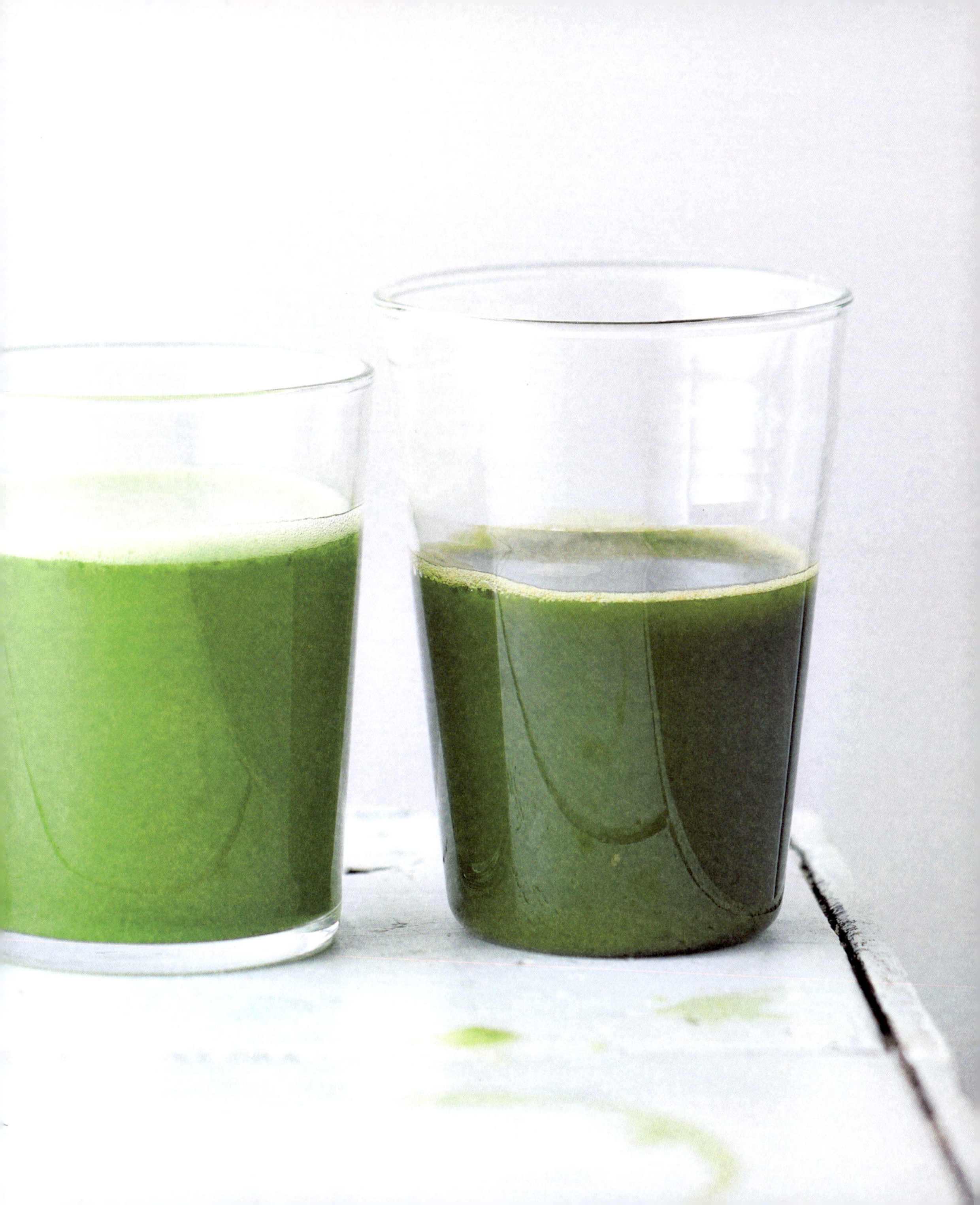

DÉTOX : JOUR 3

Au réveil	1 verre d'eau chaude avec le jus de 1 citron pressé
8 h	1 jus composé de 1 orange, 1 pamplemousse, 3 carottes, 1 citron
10 h	1 jus composé de 3 betteraves, 1 pomme, ½ citron
13 h	1 jus composé de 2 pommes, 1 chou, 1 branche de céleri, ½ concombre, 1 poignée d'épinards
16 h	1 jus composé de 1 botte de chou kale, 2 carottes, 1 concombre, 1 petit bouquet de persil, 1 citron vert
20 h	1 jus composé de 1 fenouil, ½ concombre, 2 poires conférence, 1 citron jaune, 1 poignée d'épinards
À intégrer dans la journée	1 jus coup de fouet : jus d'amande, datte et banane ou jus de noisette au cacao cru

N'oubliez pas de bien vous hydrater tout du long de la journée, et de consommer des infusions.

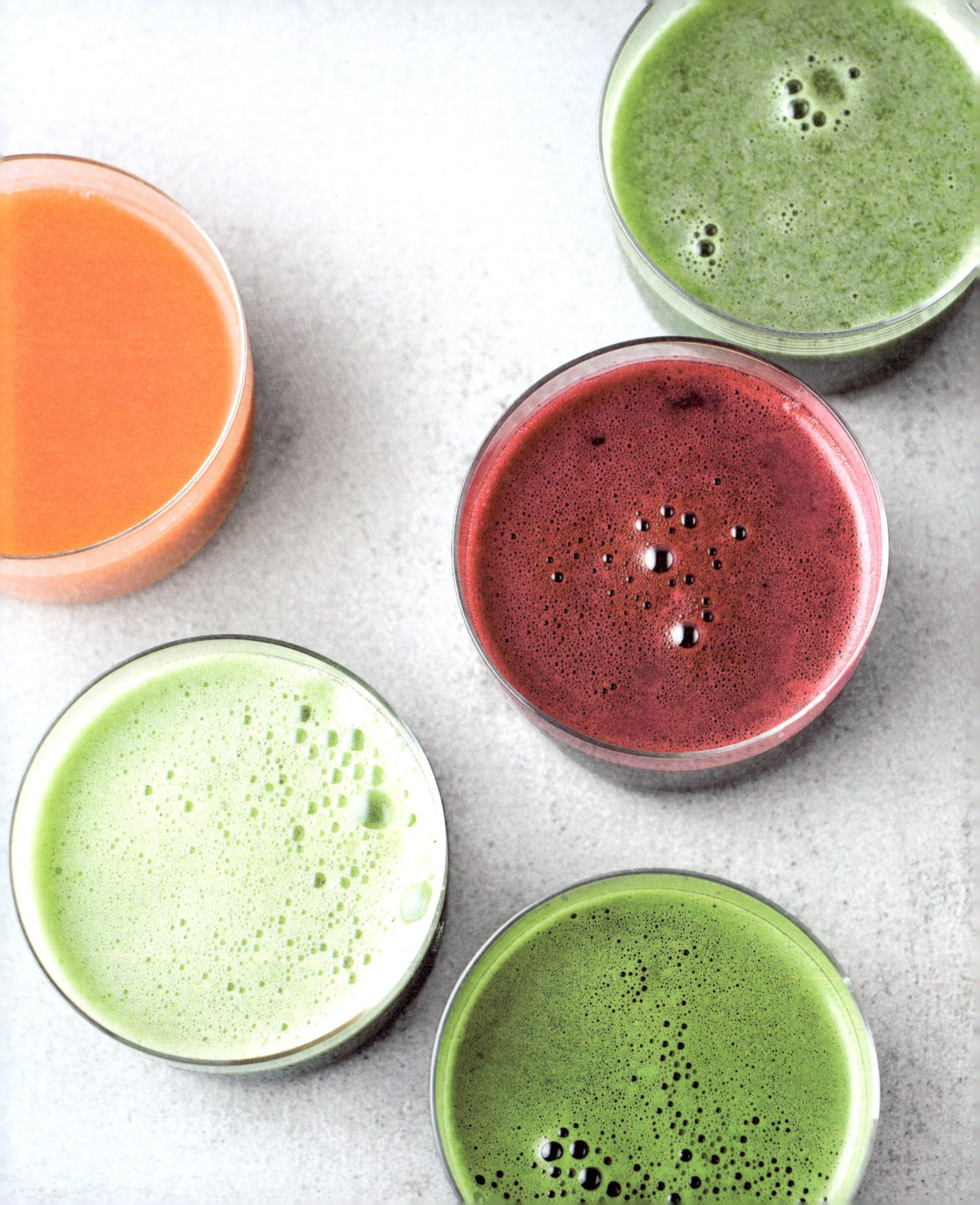

DÉTOX : JOUR 4

Au réveil	1 verre d'eau chaude avec le jus de 1 citron pressé
8 h	1 jus composé de ⅓ d'ananas, ½ concombre, 1 poignée d'épinards, 2 pommes, 2 citrons
10 h	1 jus composé de ½ radis noir, ¼ de chou rouge, 1 branche de céleri
13 h	1 jus composé de 1 orange, 2 pommes, 1 concombre, 1 chou vert
16 h	1 jus composé de ¼ d'ananas frais, ½ concombre, 1 tasse d'épinards
20 h	1 jus composé de 2 carottes, 1 branche de céleri, 1 poivron rouge, 2 tomates
À intégrer dans la journée	1 jus coup de fouet : jus d'amande, datte et banane ou jus de noisette au cacao cru

N'oubliez pas de bien vous hydrater tout du long de la journée, et de consommer des infusions.

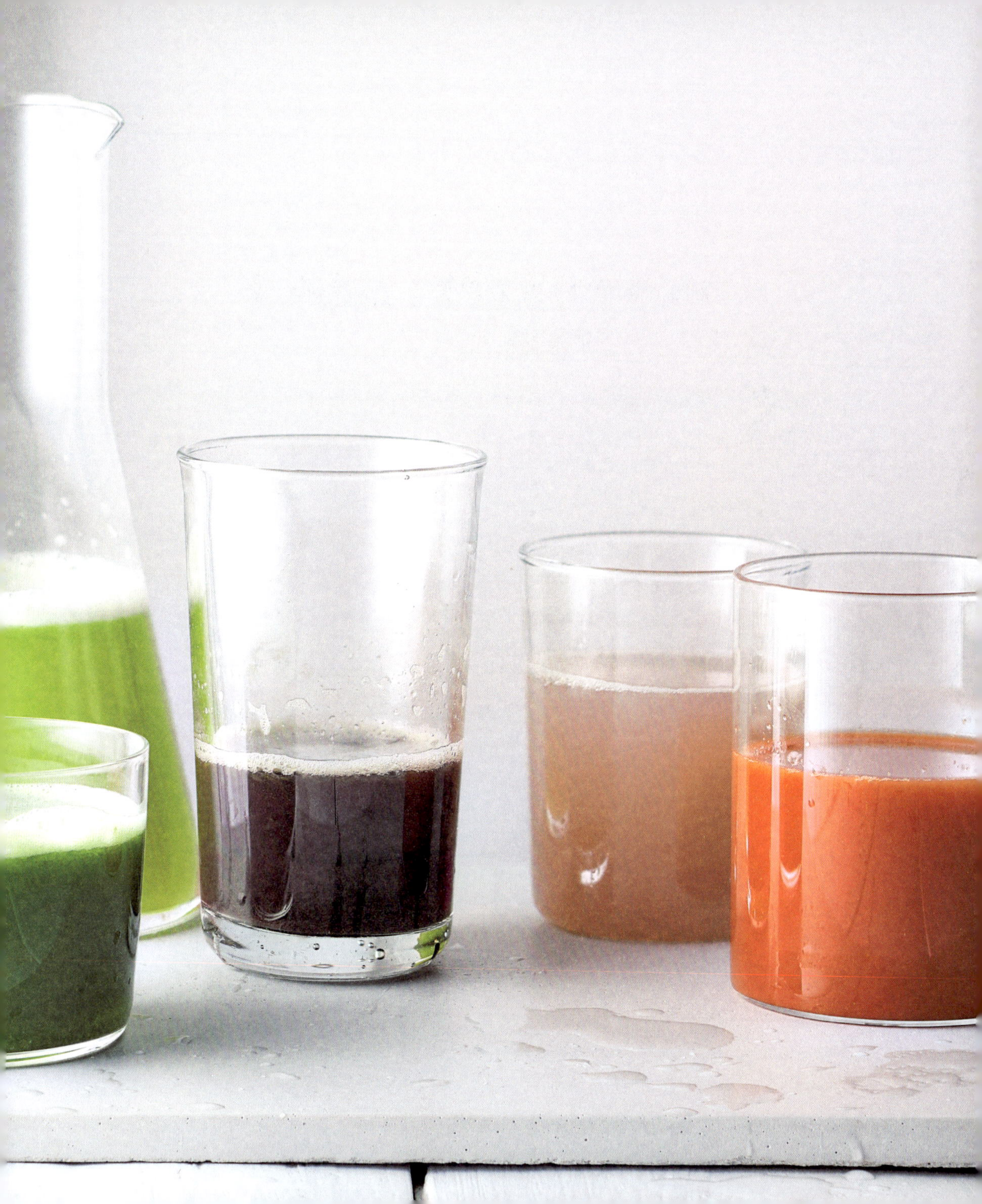

POST-DÉTOX : JOUR 5

Au réveil	1 verre d'eau chaude avec le jus de 1 citron pressé
Petit déjeuner	- 1 tisane au romarin à l'origan, sans sucre ajouté - 1 salade de fruits détox - 40 g de pain de seigle du boulanger + 10 g de beurre
	Infusion citron, menthe et thym (voir p. 60)
Déjeuner	- Une assiette composée de : • ¾ de légumes verts, faciles à digérer et riches en fibres • ¼ de céréales (riz, pomme de terre, quinoa, millet, lentilles...) - Fruit de saison, au choix
	Infusion au gingembre (voir p. 60)
Collation (en option)	- 1 petite poignée d'oléagineux (noix, noisettes, amandes...) - 1 fruit
Dîner	- Bouillon drainant (voir p. 62) - Légumes à volonté, crus ou cuits - Yaourt nature (animal ou végétal) - Fruit de saison, au choix
	Infusion détox à la menthe (voir p. 60)

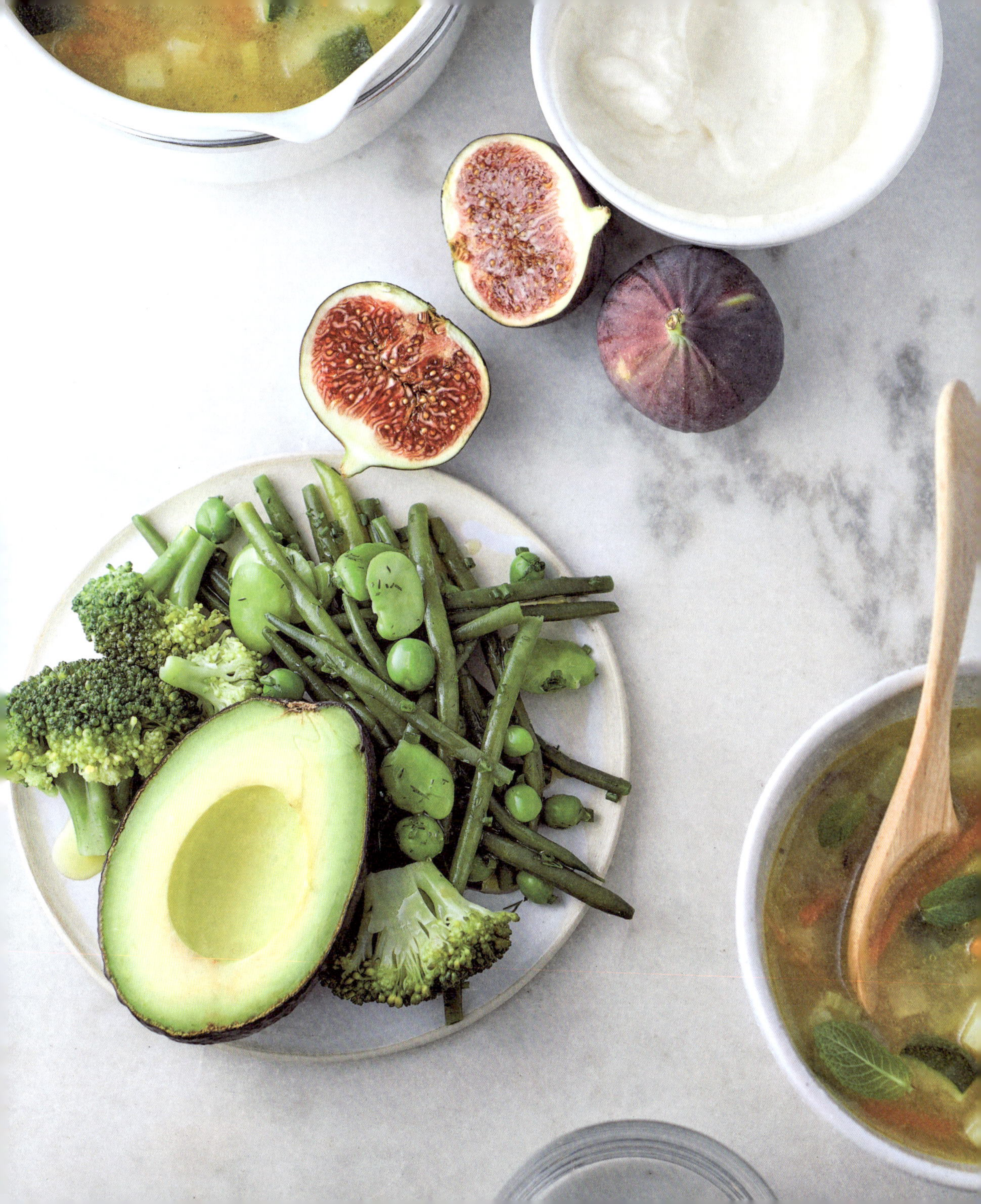

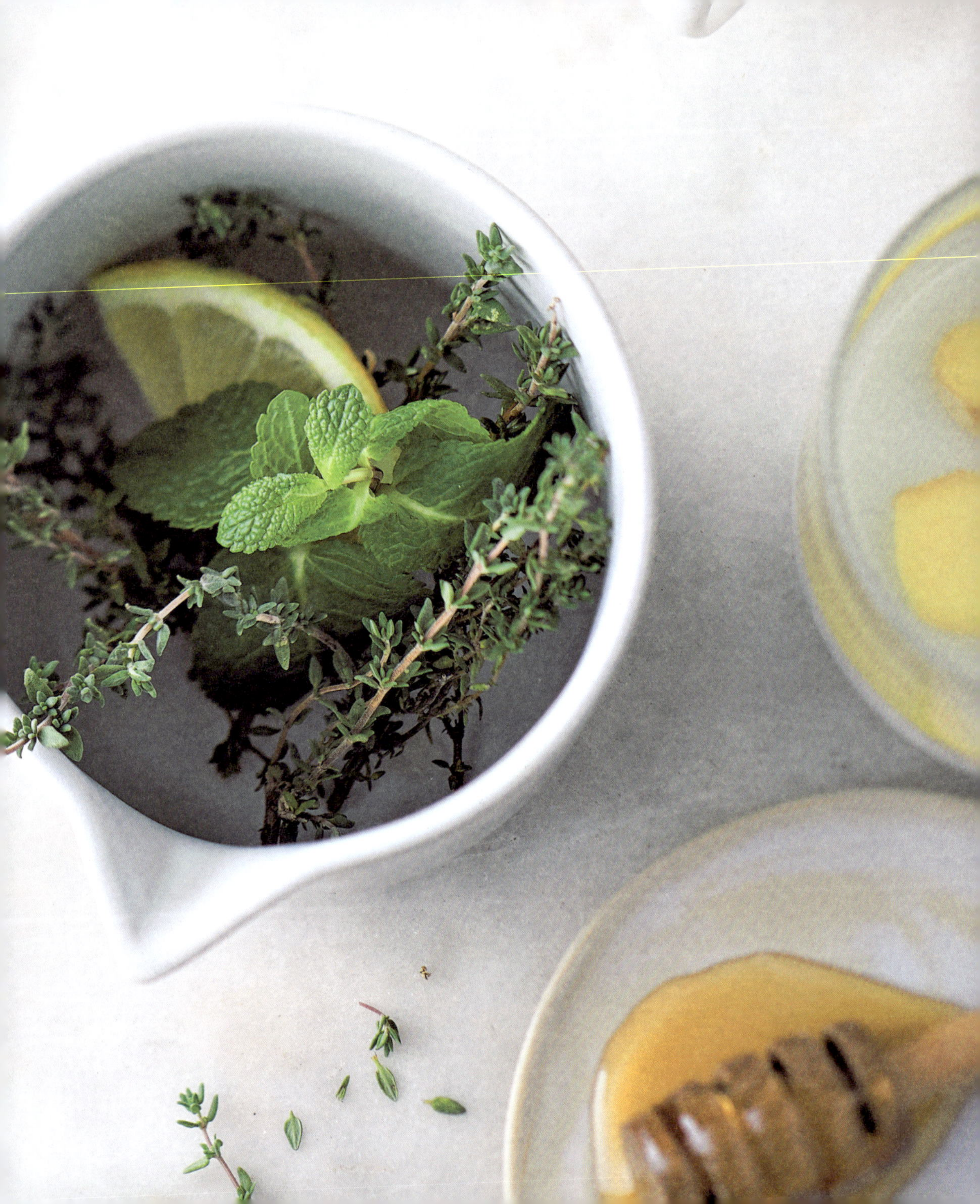

CURE DÉTOX DE 7 JOURS

PRÉ-DÉTOX : JOUR 1

Au réveil	1 verre d'eau chaude avec le jus de 1 citron pressé
Petit déjeuner	- 1 tisane au romarin et à l'origan, sans sucre ajouté - 1 salade de fruits détox - 40 g de pain de seigle du boulanger + 10 g de beurre
	Infusion citron, menthe et thym (voir p. 60)
Déjeuner	- Une assiette composée de : • ¾ de légumes verts, faciles à digérer et riches en fibres • ¼ de céréales (riz, pomme de terre, quinoa, millet, lentilles…) - Fruit de saison, au choix
	Infusion au gingembre (voir p. 60)
Collation (en option)	- 1 petite poignée d'oléagineux (noix, noisettes, amandes…) - 1 fruit
Dîner	- Bouillon de la mer (voir p. 62) - Légumes à volonté, cru ou cuit - Yaourt nature (animal ou végétal) - Fruit au choix de saison
	Infusion détox à la menthe (voir p. 60)

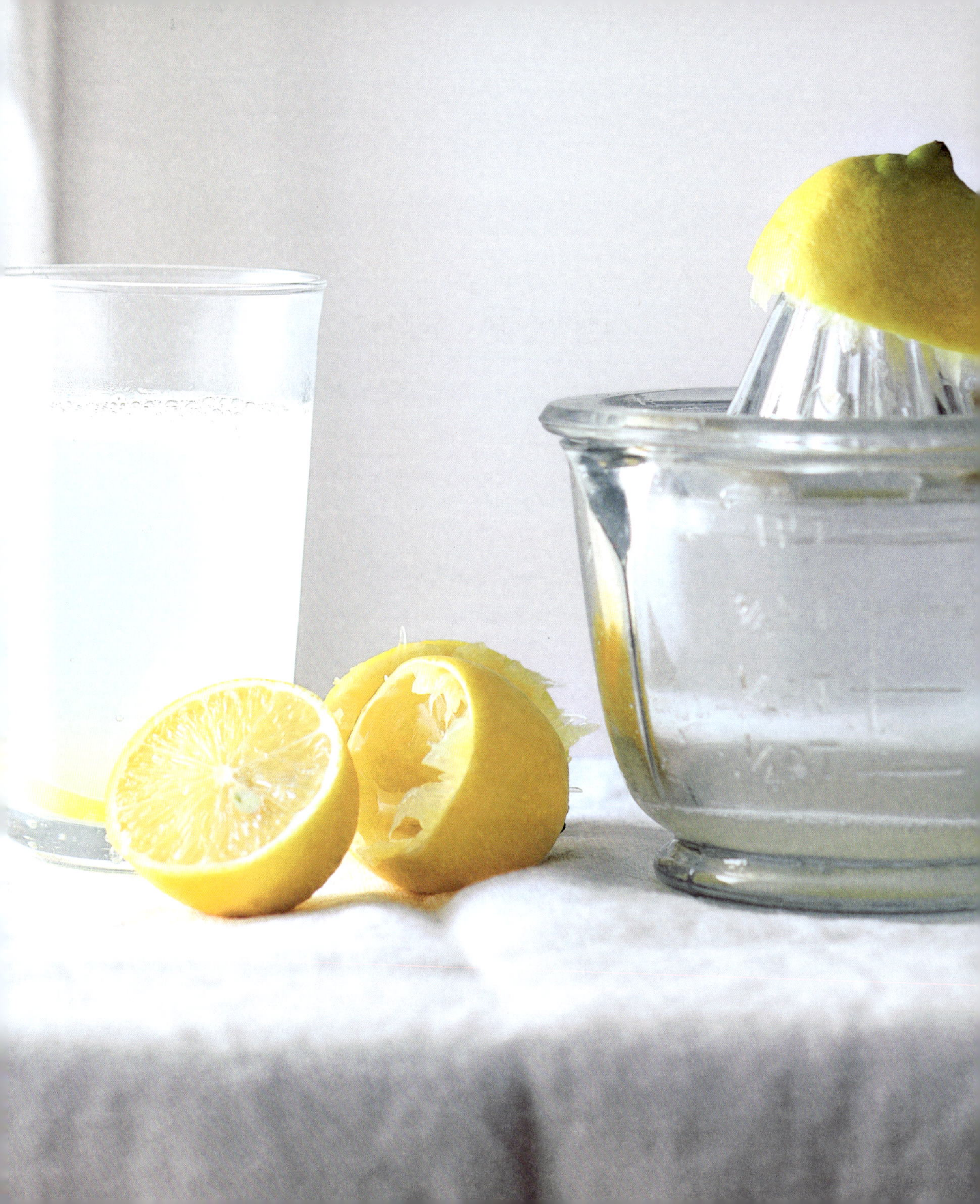

DÉTOX : JOUR 2

Au réveil	1 verre d'eau chaude avec le jus de 1 citron pressé
8 h	1 jus composé de 2 pommes, ¼ d'ananas, 1 poignée de pousses d'épinards, ½ citron vert, ½ branche de céleri, 5 cm de concombre, 1 cm de gingembre, ¼ d'avocat
10 h	1 jus composé de 1 poignée de brocoli, 1 poire, 1 tige de menthe, 2 branches de céleri
13 h	1 jus composé de 2 carottes, 1 concombre, 1 petit bouquet de persil, ½ botte de blette, 1 botte de chou frisé, 1 citron vert
16 h	1 jus composé de 1 betterave rouge crue, 2 oranges, 4 carottes, 1 cm de gingembre
20 h	1 jus composé de 2 carottes, ¼ de tête de laitue, 1 branche de céleri, ¼ de tête de chou, 2 têtes de brocolis
À intégrer dans la journée	1 jus coup de fouet : jus d'amande, datte et banane ou jus de noisette au cacao cru

N'oubliez pas de bien vous hydrater tout du long de la journée, et de consommer des infusions.

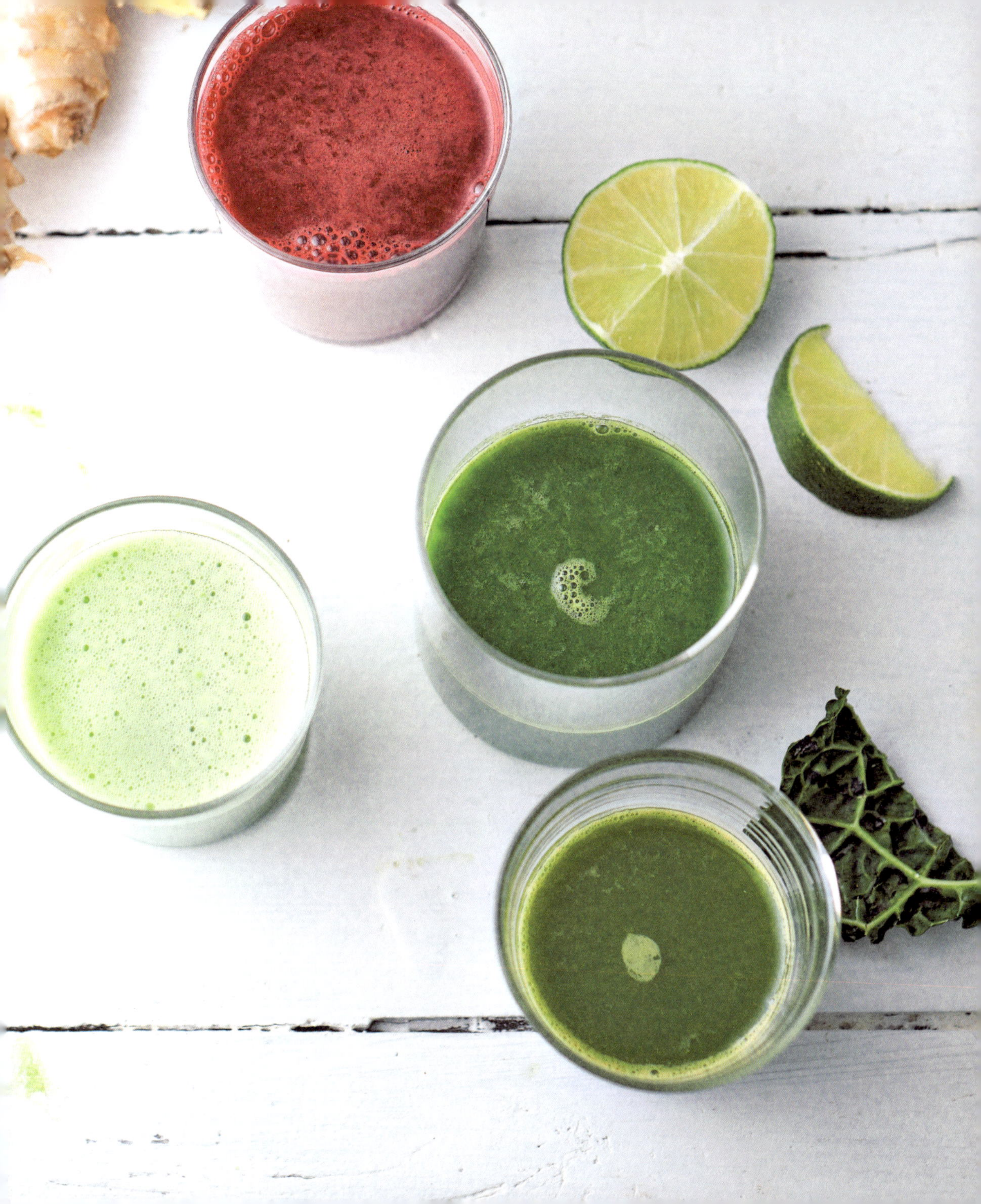

DÉTOX : JOUR 3

Au réveil	1 verre d'eau chaude avec le jus de 1 citron pressé
8 h	1 jus composé de 1 orange, 1 pamplemousse, 3 carottes, 1 citron
10 h	1 jus composé de 3 betteraves, 1 pomme, ½ citron
13 h	1 jus composé de 2 pomme, 1 chou, 1 branche de céleri, ½ concombre, 1 poignée d'épinards
16 h	1 jus composé de 1 botte de chou kale, 2 carottes, 1 concombre, 1 petit bouquet de persil, 1 jus de citron vert
20 h	1 jus composé de 1 beau fenouil, ½ concombre, 2 poires conférence, 1 citron jaune, 1 poignée d'épinards
À intégrer dans la journée	1 jus coup de fouet : jus d'amande, datte et banane ou jus de noisette au cacao cru

N'oubliez pas de bien vous hydrater tout du long de la journée, et de consommer des infusions.

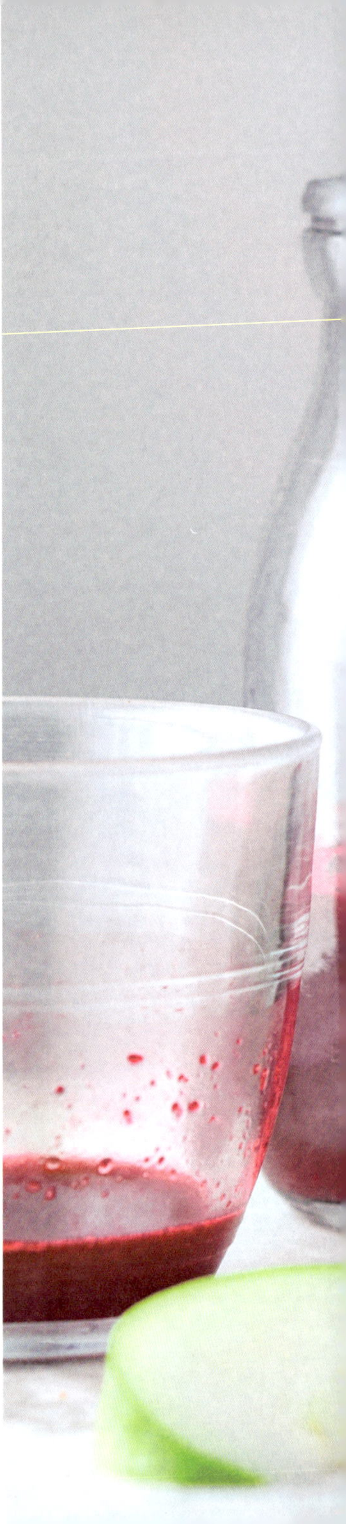

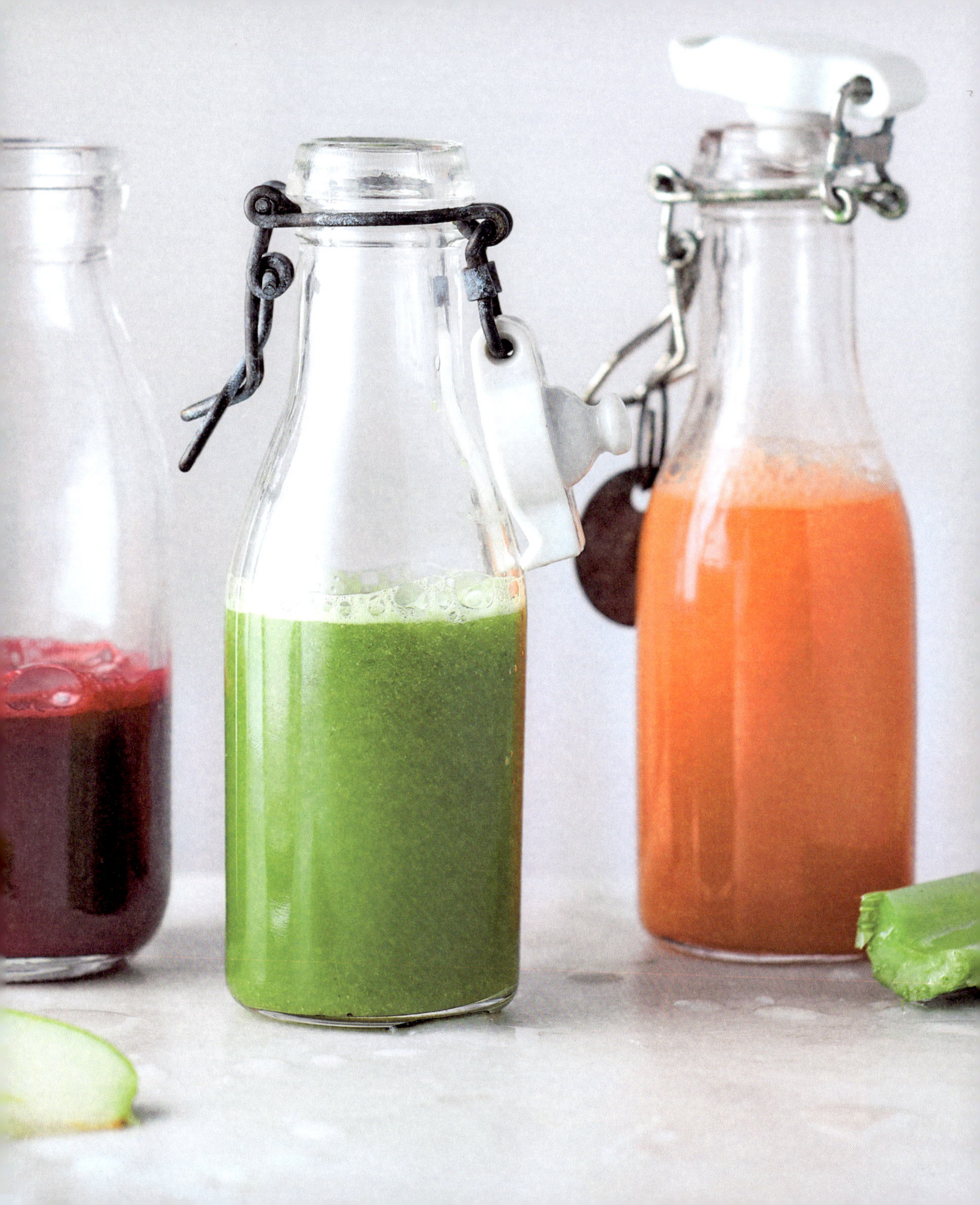

DÉTOX : JOUR 4

Au réveil	1 verre d'eau chaude avec le jus de 1 citron pressé
8 h	1 jus composé de 1/3 d'ananas, 1/2 concombre, 1 poignée d'épinards, 2 pommes, 2 citrons
10 h	1 jus composé de 1/2 radis noir, 1/4 de chou rouge, 1 branche de céleri
13 h	1 jus composé de 1 orange, 2 pommes, 1 concombre, 1 chou vert
16 h	1 jus composé de 1/4 d'ananas frais, 1/2 concombre, 400 g d'épinards
20 h	1 jus composé de 2 carottes, 1 branche de céleri, 1 poivron rouge, 2 tomates
À intégrer dans la journée	1 jus coup de fouet : jus d'amande, datte et banane ou jus de noisette au cacao cru

N'oubliez pas de bien vous hydrater tout du long de la journée, et de consommer des infusions.

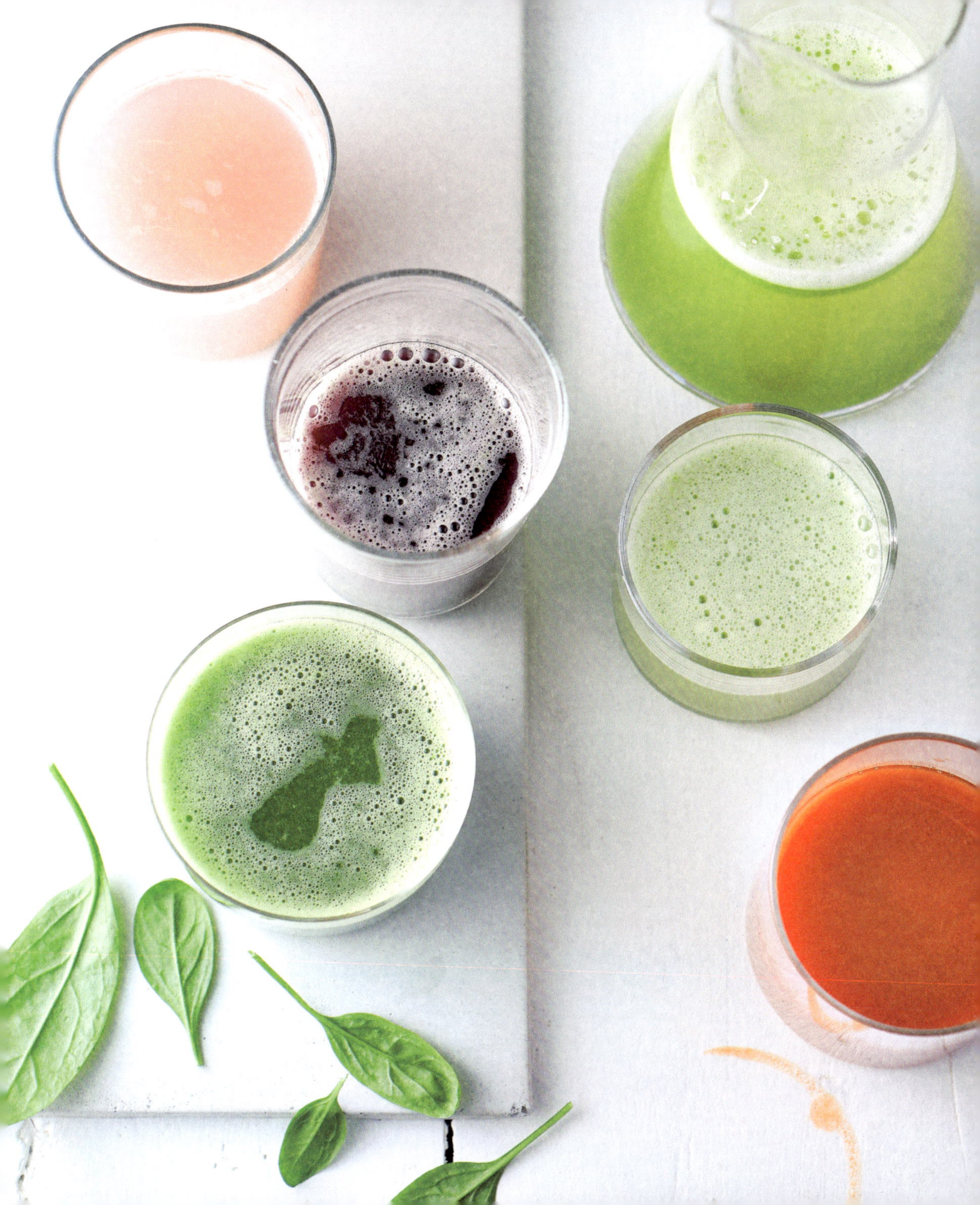

DÉTOX : JOUR 5

Au réveil	1 verre d'eau chaude avec le jus de 1 citron pressé
8 h	1 jus composé de 3 tomates, ¼ de poivron rouge, 100 g de fraises, ½ concombre.
10 h	1 jus composé de 1 betterave rouge crue, 2 oranges, 4 carottes, 1 cm de gingembre
13 h	1 jus composé de 1 pomme granny, 1 branche de céleri, les feuilles de 3 branches de menthe, 1 poignée d'épinards, 1 citron vert, 1 petit concombre
16 h	1 jus composé de 1 gros concombre, 1 petit bouquet de persil, 1 branche de céleri, 3 grosses carottes
20 h	1 jus composé de 2 oranges, 2 carottes, ¼ laitue, 1 branche de céleri, ¼ de chou vert, 2 sommités de brocolis
À intégrer dans la journée	1 jus coup de fouet : jus d'amande, datte et banane ou jus de noisette au cacao cru

N'oubliez pas de bien vous hydrater tout du long de la journée, et de consommer des infusions.

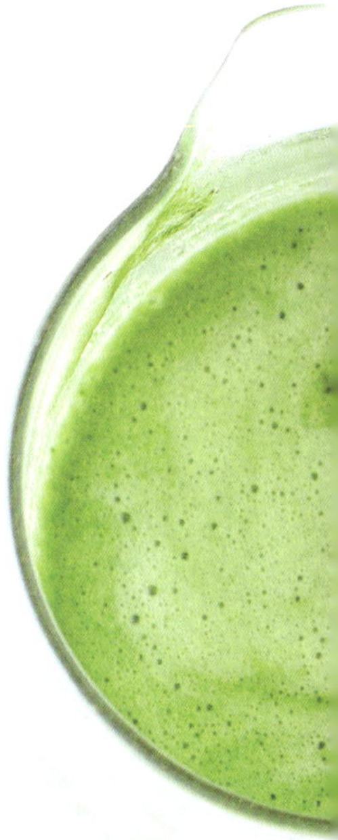

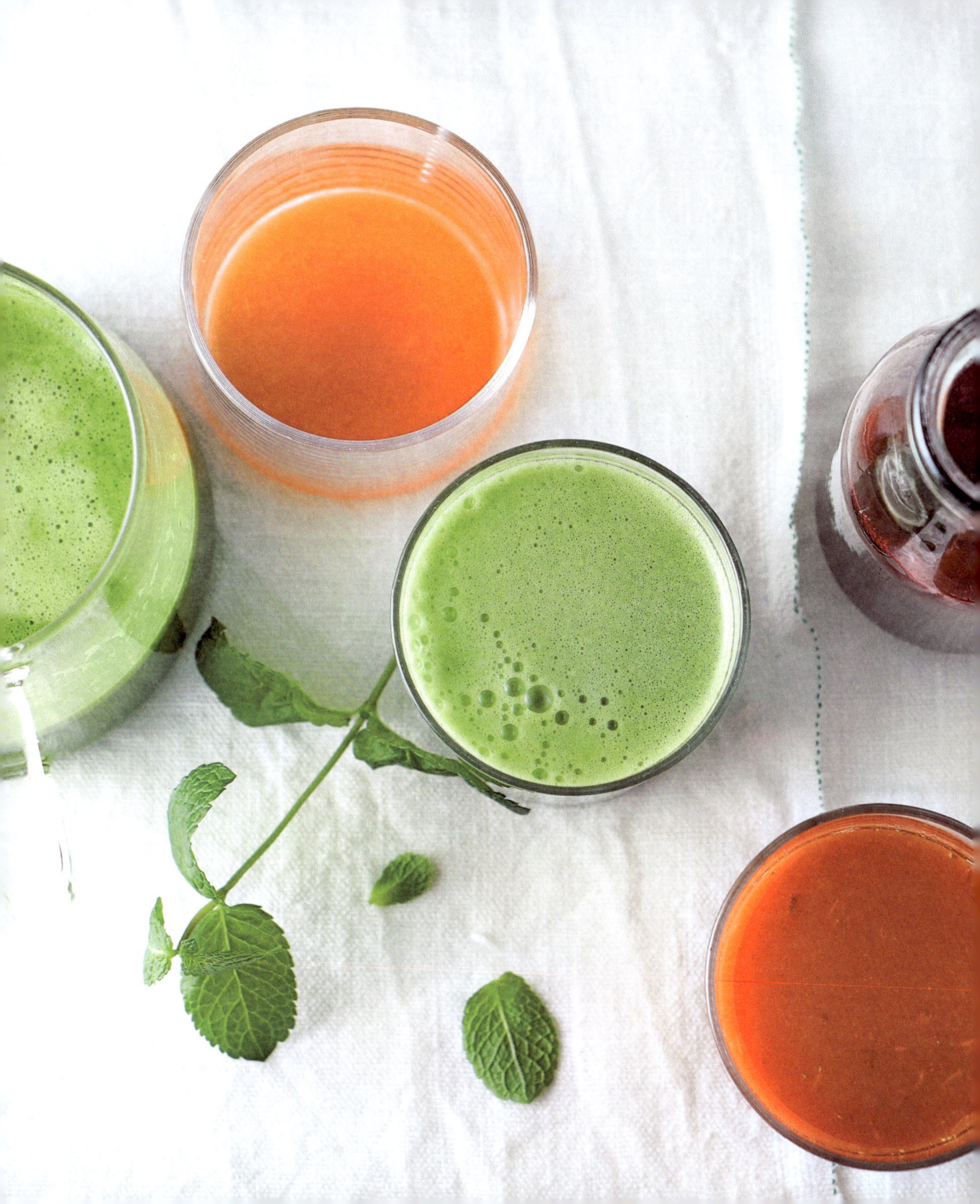

DÉTOX : JOUR 6

Au réveil	1 verre d'eau chaude avec le jus de 1 citron pressé
8 h	1 jus composé de 1 avocat, 1 pomme, 1 citron, 10 cl de jus de cranberry sans sucre ajouté, 1 cm de gingembre.
10 h	1 jus composé de 3 tomates, 200 g de fraises, 1 branche de verveine, 20 cl d'infusion fraîche de verveine
13 h	1 jus composé de 3 pommes, 1 branche de céleri, ½ concombre, 1 poignée d'épinards, 1 laitue
16 h	1 jus composé de 2 betteraves, 1 pomme, 1 branche de céleri, 1 concombre, 1 poignée de menthe fraîche
20 h	1 jus composé de 2 pommes, 1 poignée de pousses d'épinards, ¼ de courgette, 1 citron, 2 carottes, ¼ de concombre, 2 sommités de brocolis, ½ branche de céleri, ¼ de poivron vert, ½ avocat
À intégrer dans la journée	1 jus coup de fouet : jus d'amande, datte et banane ou jus de noisette au cacao cru

N'oubliez pas de bien vous hydrater tout du long de la journée, et de consommer des infusions.

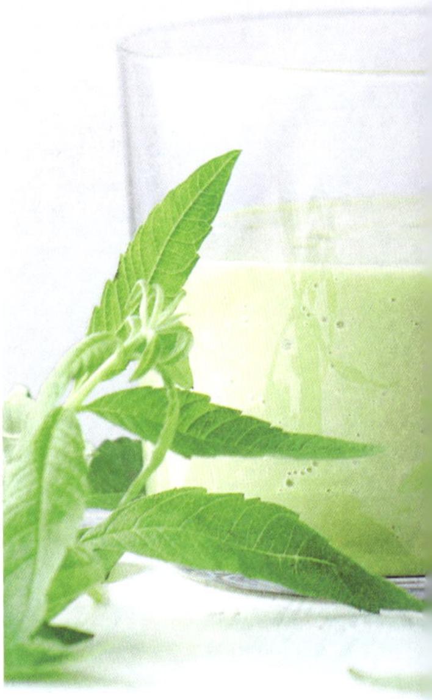

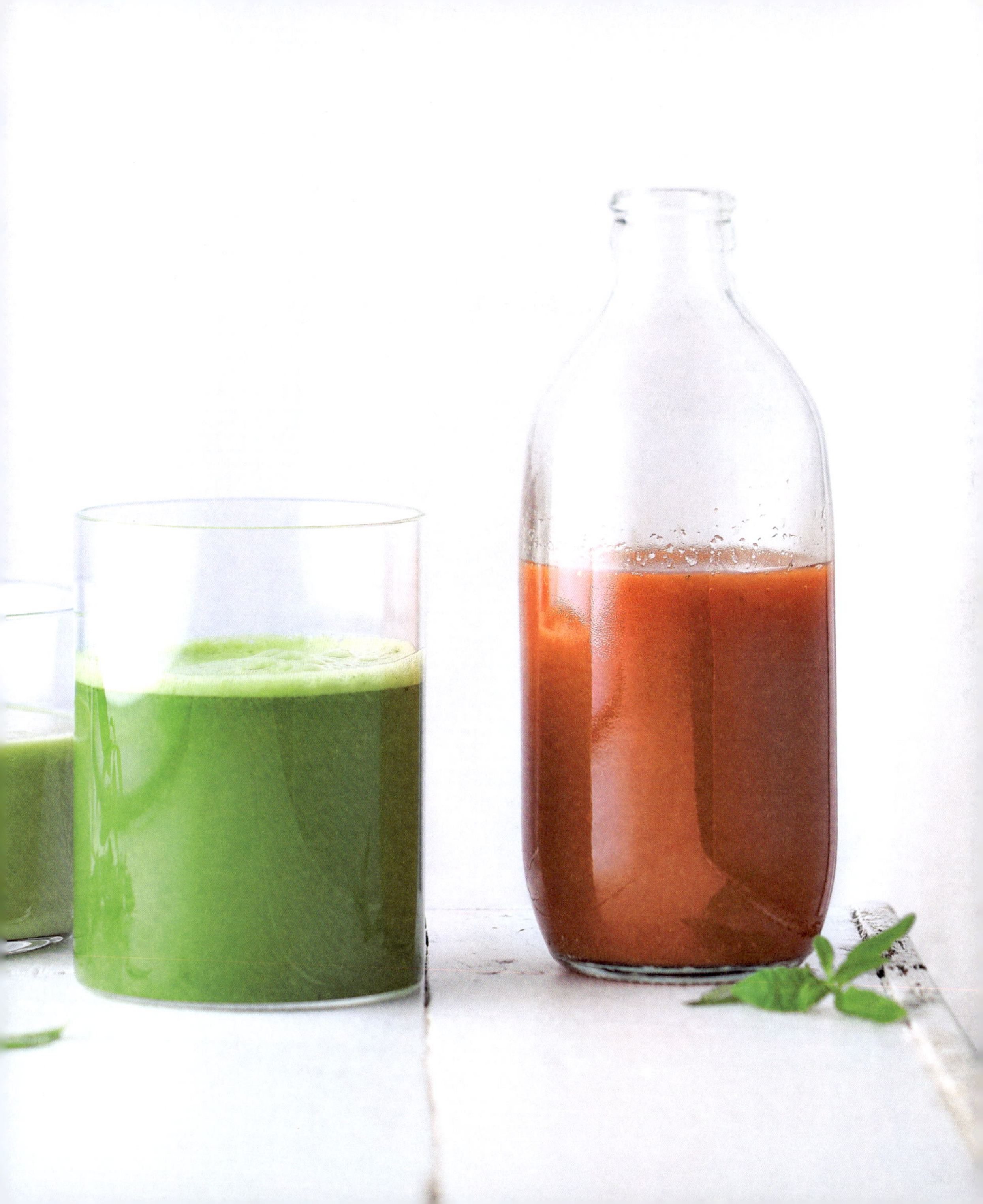

POST-DÉTOX : JOUR 7

Au réveil	1 verre d'eau chaude avec le jus de 1 citron pressé
Petit déjeuner	- 1 tisane au romarin et à l'origan, sans sucre ajouté - 1 salade de fruits détox - 40 g de pain de seigle du boulanger + 10 g de beurre
	Infusion citron, menthe et thym (voir p. 60)
Déjeuner	- Une assiette composée de : • ¾ de légumes verts, faciles à digérer et riches en fibres • ¼ de céréales (riz, pomme de terre, quinoa, millet, lentilles...) - Fruit de saison, au choix
	Infusion au gingembre (voir p. 60)
Collation (en option)	- 1 petite poignée d'oléagineux (noix, noisettes, amandes...) - 1 fruit
Dîner	- Bouillon drainant (voir p. 62) - Légumes à volonté, crus ou cuits - Yaourt nature (animal ou végétal) - Fruit au choix de saison
	Infusion détox à la menthe (voir p. 60)

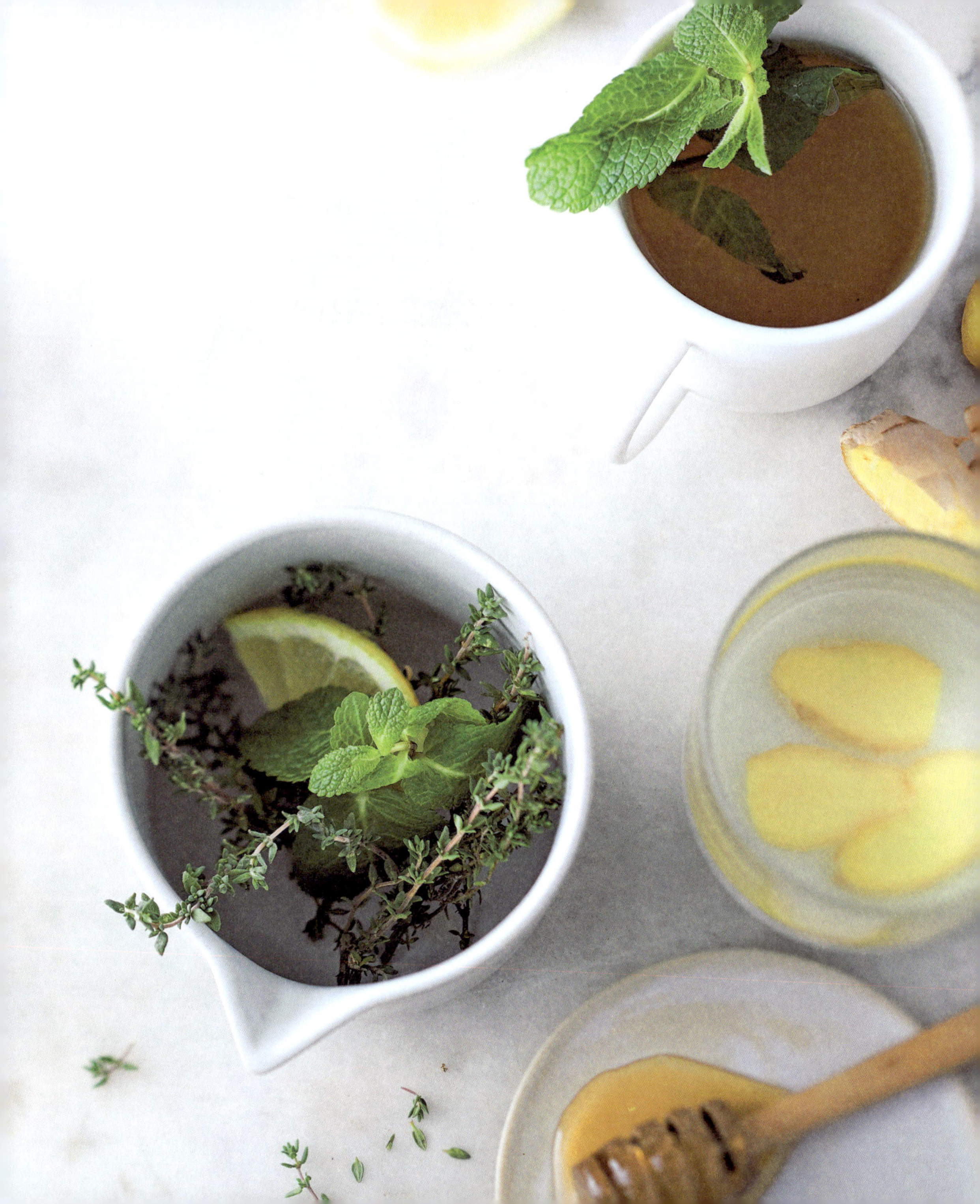

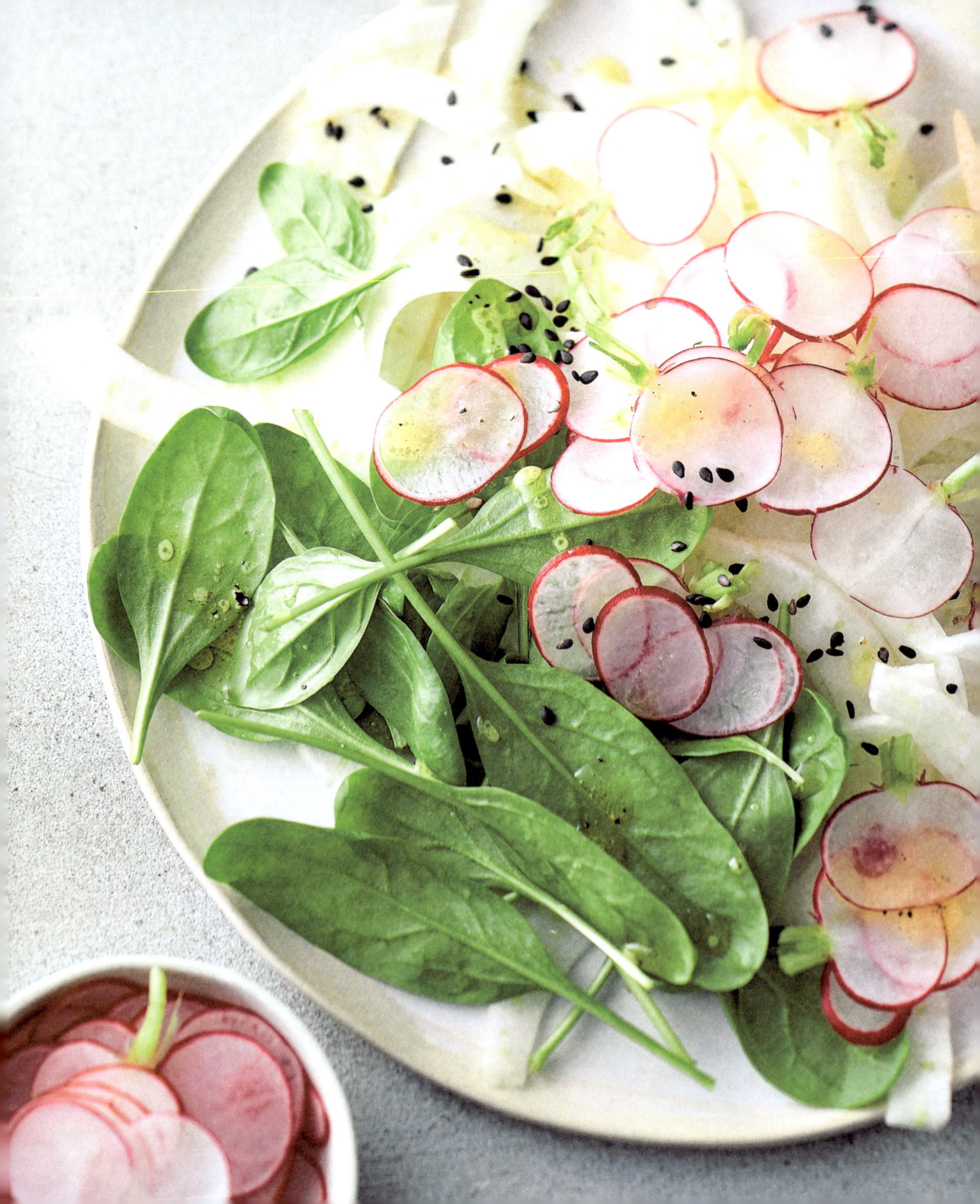

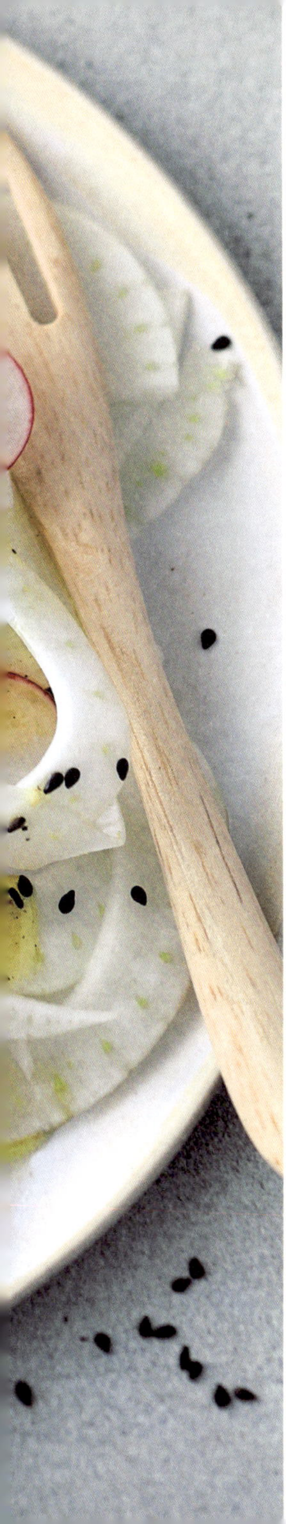

RECETTES DÉTOX

JUS DÉTOX

S'il y a dans votre programme un jus que vous n'appréciez pas, voici quelques idées pour le remplacer. N'oubliez pas de bien varier les fruits et légumes pour une cure de qualité.

LE BASILIC DÉTOX

POUR 1 VERRE
5 MIN DE PRÉPARATION
FACILE

MATÉRIEL
Extracteur ou blender

¼ d'ananas • 2 carottes • 1 petite betterave crue • ½ cm de gingembre • 4 feuilles de basilic

1 Épluchez l'ananas, les carottes et la betterave.

2 Avec un couteau ou un Économe, épluchez le gingembre.

3 Passez tous les ingrédients à l'extracteur ou au blender.

LE SOLEIL DÉTOX

POUR 1 VERRE
5 MIN DE PRÉPARATION
FACILE

MATÉRIEL
Extracteur ou blender

¼ de poivron rouge • 3 tomates • 100 g de fraises • ½ concombre

1 Épépinez le poivron.

2 Passez tous les ingrédients à l'extracteur ou au blender.

LE JUS DES BOIS

POUR 1 VERRE
5 MIN DE PRÉPARATION
FACILE

MATÉRIEL
Extracteur ou blender

1 pomme • 2 carottes • 1 petite betterave • 1 poignée de mûres

1 Épluchez et épépinez la pomme. Épluchez les carottes et la betterave.

2 Passez tous les ingrédients à l'extracteur ou au blender.

LE ROUGE GOURMAND

POUR 1 VERRE

5 MIN DE PRÉPARATION

FACILE

MATÉRIEL

Extracteur ou blender

2 pommes • ½ banane • 2 poignées de fruits rouges • 2 cuil. de yaourt • 1 cuil. à café de graines de tournesol

1. Épluchez et épépinez les pommes. Ôtez la peau de la banane.
2. Passez les pommes, les fruits rouges et la banane à l'extracteur ou au blender.
3. Remuez le jus, versez le yaourt, puis mélangez à nouveau.
4. Versez dans un verre et saupoudrez de graines de tournesol.

LE TONUS SUCRÉ

POUR 1 VERRE

5 MIN DE PRÉPARATION

FACILE

MATÉRIEL

Extracteur ou blender

5 carottes • 1 citron vert • 1 grappe de raisin blanc • 1 cm de gingembre

1. Épluchez les carottes, pressez le citron vert. Lavez les grains de raisin.
2. Avec un couteau ou un Économe, ôtez la peau du gingembre.
3. Placez tous les ingrédients à l'extracteur ou au blender.

LE GREEN SUGAR

POUR 1 VERRE

5 MIN DE PRÉPARATION

FACILE

MATÉRIEL

Extracteur ou blender

1 pomme • 1 poire • 1 citron • 2 poignées de pousses d'épinards • 3 sommités de brocolis

1. Épluchez et épépinez la pomme et la poire.
2. Pressez le jus du citron.
3. Passez tous les ingrédients à l'extracteur ou au blender.

LA CAROTTE POWER

POUR 1 VERRE

5 MIN DE PRÉPARATION

FACILE

MATÉRIEL

Extracteur ou blender

½ betterave • ½ concombre • 5 carottes

1. Épluchez la betterave, le concombre et les carottes.
2. Passez tous les ingrédients à l'extracteur ou au blender.

LE BLACK JUICE

POUR 1 VERRE

5 MIN DE PRÉPARATION

FACILE

MATÉRIEL

Extracteur ou blender

2 oranges • 3 carottes noires • ½ gingembre • 4 branches de menthe

1. Épluchez les oranges et les carottes.
2. Avec un couteau ou un Économe, ôtez la peau du gingembre.
3. Passez tous les ingrédients à l'extracteur ou au blender.

LE MUST OMÉGA-3

POUR 1 VERRE

5 MIN DE PRÉPARATION

FACILE

MATÉRIEL

Extracteur ou blender

1 yaourt entier (animal ou végétal) • 1 cuil. à café d'extrait de vanille • 250 g de myrtilles • 2 cuil. à café de miel • 1 poignée de menthe poivrée fraîche • 1 cuil. à soupe de graines de lin pilées • 1 cuil. à soupe de germes de blé • 20 cl de jus végétal d'amande

1. Dans un blender, réunissez tous les ingrédients, à l'exception des graines de lin et des germes de blé, puis mixez.
2. Mélangez ensuite les graines de lin pilées et les germes de blé dans un verre.
3. Versez le jus : il est prêt à déguster.

JUS D'AMANDE, DATTE ET BANANE

POUR 1 VERRE
5 MIN DE PRÉPARATION
FACILE

MATÉRIEL
Blender

1 banane • 3 dattes dénoyautées • 15 cl de jus d'amande • 1 cuil. à café de miel

1 Pelez la banane.

2 Mixez tous les ingrédients dans un blender.

JUS DE NOISETTE AU CACAO CRU

POUR 1 VERRE
5 MIN DE PRÉPARATION
FACILE

MATÉRIEL
Blender

18 cl de jus de noisette • 8 cl d'eau • 1 cuil. à soupe bombée de cacao cru en poudre • 1 cuil. à café de sirop d'agave • ½ cuil. à café de mélange quatre-épices • 4 glaçons

1 Mixez tous les ingrédients dans un blender, jusqu'à ce que les glaçons soient broyés.

2 Dégustez sans attendre.

INFUSION DE CITRON, MENTHE ET THYM

POUR 1 PERSONNE

FACILE

5 MIN DE PRÉPARATION
1 MIN D'INFUSION

1 citron • 2 brins de thym • 2 brins de menthe fraîche

1 Faites frémir 25 cl d'eau dans une casserole ou dans une bouilloire.

2 Pressez le citron au-dessus d'un bol, puis ajoutez les brins de thym. Versez l'eau frémissante.

3 Laissez reposer pendant 1 min avant d'ajouter les feuilles de menthe.

4 Dégustez sans attendre.

INFUSION DÉTOX À LA MENTHE

POUR 1 PERSONNE

FACILE

5 MIN DE PRÉPARATION
5 MIN D'INFUSION

10 feuilles de menthe • 2 cuil. à café de feuilles d'angélique • 10 g de cônes de cyprès • 1 cuil. à café de miel

1 Faites frémir 25 cl d'eau, ajoutez la menthe, l'angélique et le cyprès.

2 Laissez infuser pendant au moins 5 min.

3 Filtrez et ajoutez le miel.

INFUSION AU GINGEMBRE

POUR 1 PERSONNE

FACILE

10 MIN DE PRÉPARATION
ET D'INFUSION

3 cm de gingembre

1 Dans un bol, laissez infuser le gingembre au moins pendant 10 min dans de l'eau frémissante.

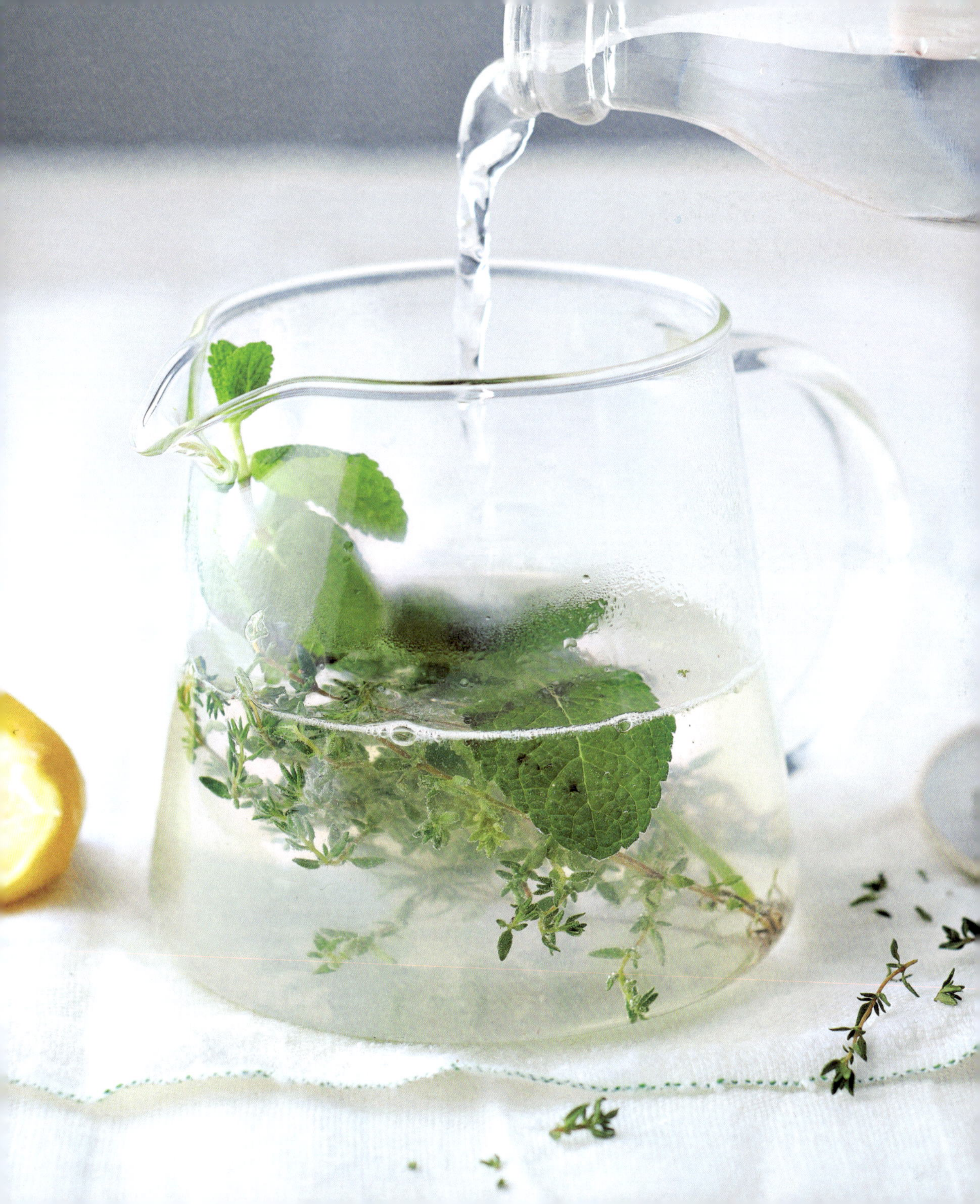

BOUILLONS DÉTOX

BOUILLON DE LA MER

POUR 2 PERSONNES
FACILE

5 MIN DE PRÉPARATION
10 MIN DE CUISSON

1 bouillon de Passédat • 200 g de queues de crevettes décortiquées • 20 g de gingembre • Quelques feuilles de persil, de cerfeuil, de coriandre, de ciboulette et de menthe • 2 rondelles de citron vert

1 Portez 1 l d'eau à ébullition, ajoutez le bouillon de Passédat et laissez infuser pendant 5 min. Retirez le sachet.

2 Ajoutez les crevettes, le gingembre coupé en fins bâtonnets et laissez bouillir pendant 3 min.

3 Ajoutez les herbes ciselées, le citron vert, laissez cuire pendant 2 min, puis dégustez.

BOUILLON DRAINANT

POUR 2 PERSONNES
FACILE

5 MIN DE PRÉPARATION
10 MIN DE CUISSON

1 poireau • 2 carottes • 1 navet jaune • 1 panais • 1 courgette • 1 sachet de bouillon aux légumes Ariaké • 5 feuilles de menthe

1 Lavez et émincez finement le poireau, les carottes, le navet jaune, le panais et la courgette.

2 Portez 1 l d'eau à ébullition, puis laissez infuser le sachet de bouillon pendant 5 min. Retirez le sachet, puis plongez tous les légumes et laissez cuire pendant 4 à 5 min.

3 Ajoutez la menthe ciselée, servez dans des bols et dégustez.

BOUILLON TONIQUE

POUR 2 PERSONNES
FACILE

5 MIN DE PRÉPARATION
20 MIN DE CUISSON

2 sachets d'une infusion au safran rouge grec (bio) • 100 g de perles du Japon • 1 petit brocoli • 4 brins de coriandre

1 Portez 1 l d'eau à ébullition, puis laissez infuser les sachets d'infusion pendant 5 min. Retirez-les.

2 Versez les perles du Japon et laissez cuire à feu doux pendant 10 à 15 min, jusqu'à ce que les billes soient translucides.

3 Ajoutez les sommités du brocoli, parsemez de coriandre effeuillée et dégustez.

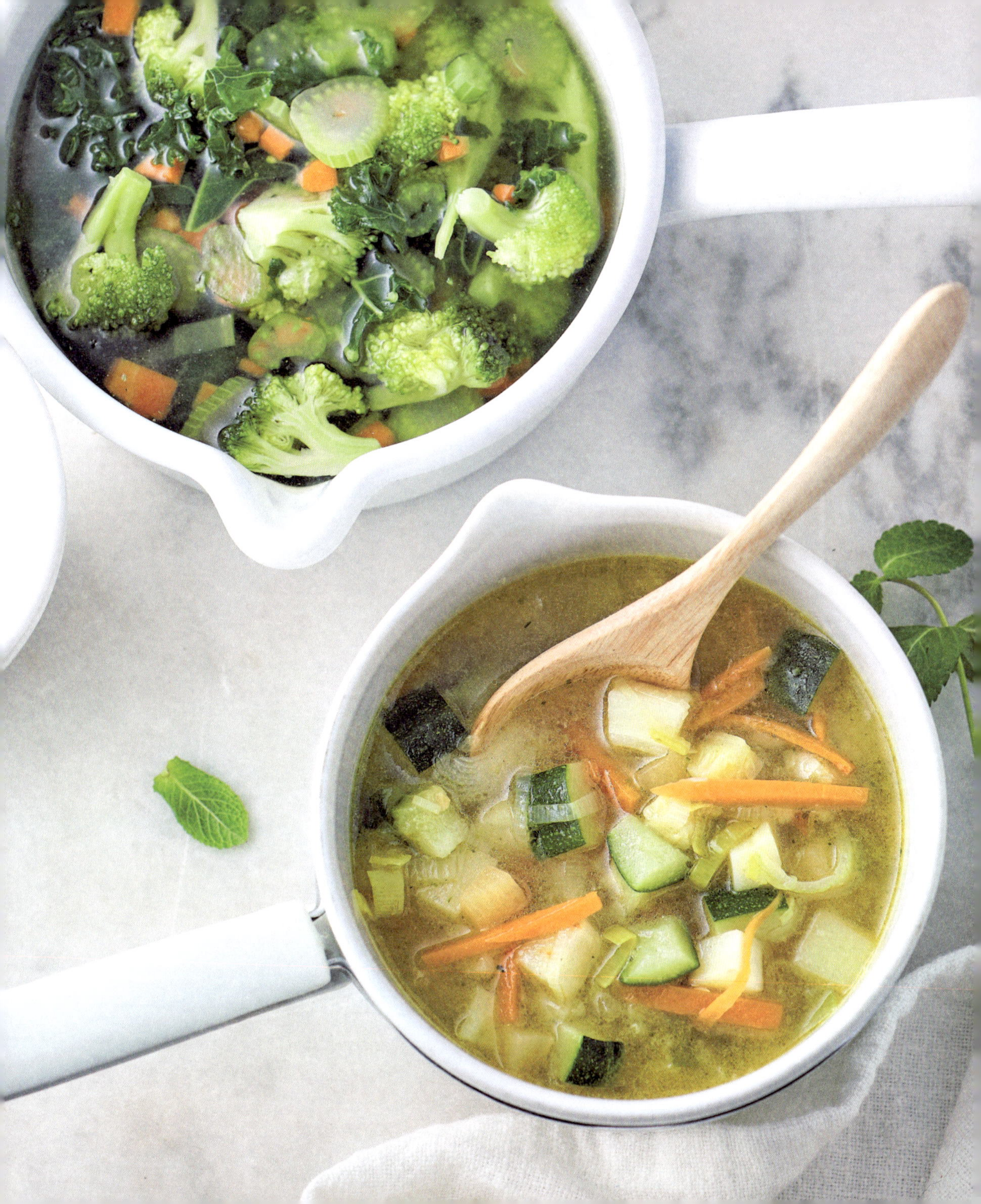

SALADE DE POMMES
ET DE LÉGUMES

POUR 1 PERSONNE

10 MIN DE PRÉPARATION
10 MIN DE CUISSON

FACILE

MATÉRIEL

Mandoline

50 g de haricots verts équeutés • 50 g de petits pois écossés • 25 g de fèves écossées • 1 pomme verte • 5 radis • ½ boîte de crabe • 1 cuil. à café d'huile d'olive • 1 cuil. à café de crème liquide • ¼ de bouquet d'aneth • ¼ de bouquet de ciboulette • ½ citron • Poivre du moulin

1 Faites cuire les haricots verts et les petits pois pendant 10 min dans l'eau bouillante.

2 Ajoutez les fèves 2 min avant la fin de la cuisson. Égouttez-les, puis plongez-les dans un bain d'eau froide pour arrêter la cuisson. Égouttez à nouveau.

3 Pelez les pommes, coupez-les en fins bâtonnets à l'aide d'une mandoline. Faites de même avec les radis.

4 Ajoutez les légumes et les pommes dans un saladier avec le crabe rincé et épongé, les herbes ciselées, l'huile d'olive, la crème, le jus de citron et du poivre.

5 Mélangez bien et réservez au moins 1 h au réfrigérateur avant de déguster.

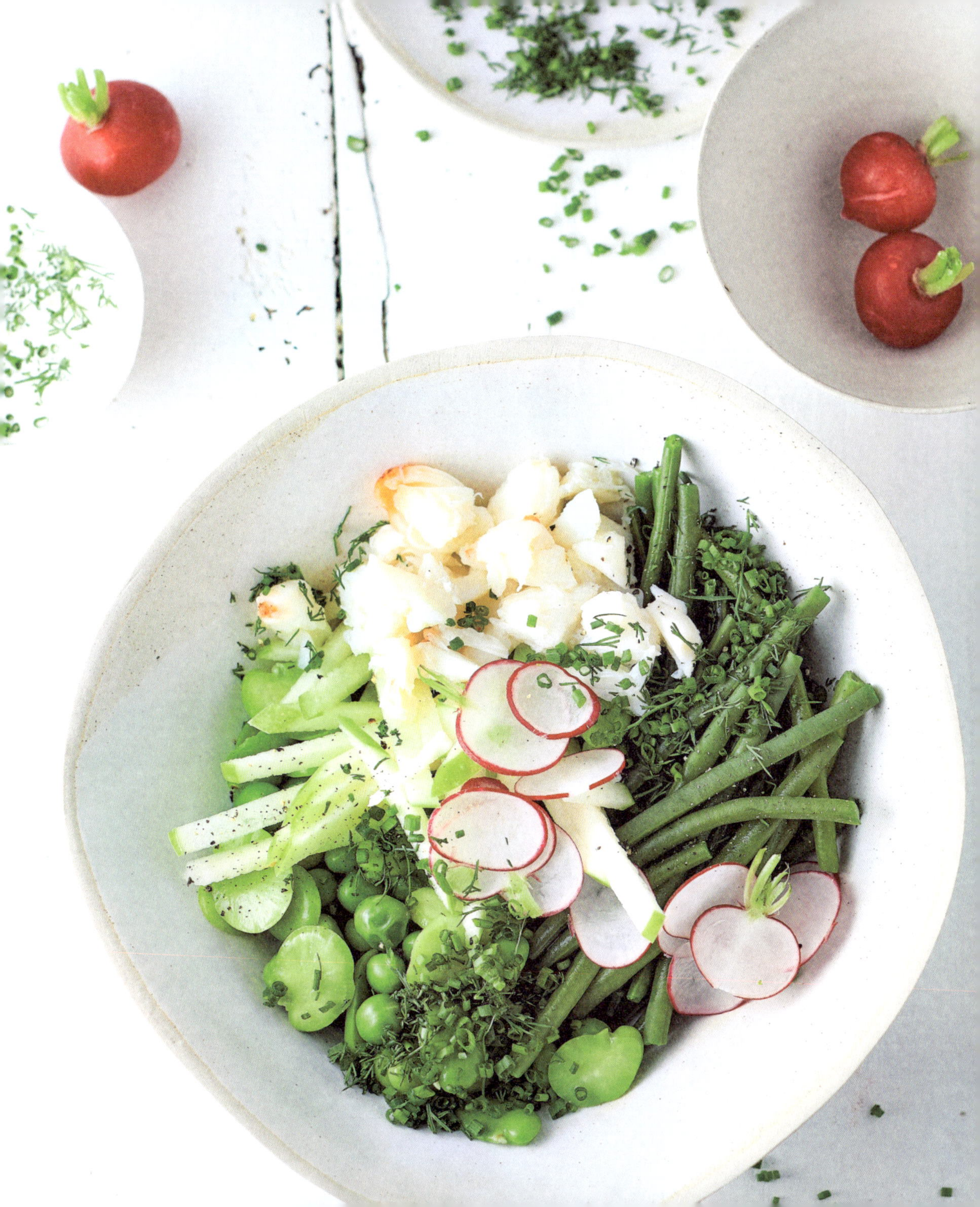

SALADE DE LENTILLES VERTES ET CHOU ROUGE AUX RAISINS

POUR 2 PERSONNES

15 MIN DE PRÉPARATION
20 MIN DE CUISSON

FACILE

MATÉRIEL

Mandoline

80 g de lentilles vertes du Puy • 1 petit bouquet garni (thym, laurier et queue de persil plat) • ¼ de chou rouge • ½ oignon rouge • 100 g de raisins • ½ bouquet d'estragon • 70 g de bleu d'Auvergne • Sel **POUR LA VINAIGRETTE :** 2 cuil. à soupe d'huile d'olive • 2 cuil. à soupe de vinaigre de cidre • 1 cuil. à café de miel liquide • Sel, poivre du moulin

1 Versez les lentilles dans une casserole et ajoutez 2 fois leur volume d'eau. Intégrez le bouquet garni, salez légèrement et portez à ébullition.

2 Ôtez la côte centrale du chou et émincez-le finalement à la mandoline. Lavez-le, puis séchez-le.

3 Pelez et tranchez finement l'oignon.

4 Préparez la vinaigrette : émulsionnez l'huile, le vinaigre, le miel, puis ajoutez 1 pincée de sel et de poivre.

5 Lorsque les lentilles sont cuites et toujours fermes, mélangez-les avec le chou rouge émincé et l'oignon. Arrosez de vinaigrette et laissez mariner pendant 30 min.

6 Pendant ce temps, coupez les raisins deux, effeuillez l'estragon, détaillez le bleu d'Auvergne en petits morceaux. Ajoutez-les à la salade.

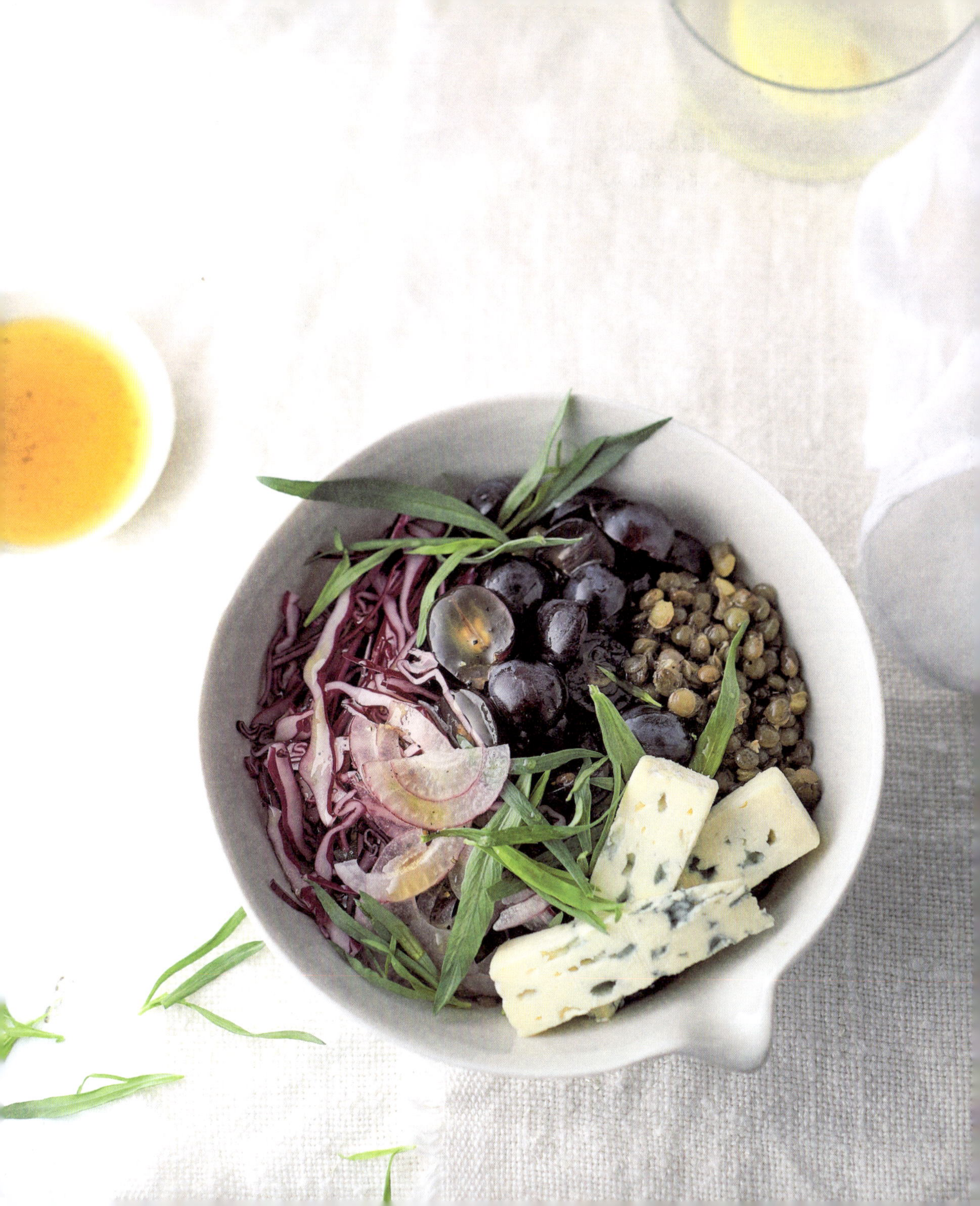

SALADE DE CHOU-RAVE, MANGUE, ANANAS ET CORIANDRE

POUR 2 PERSONNES

10 MIN DE PRÉPARATION

FACILE

MATÉRIEL

Râpe
Robot-mixeur

1 chou-rave • ½ ananas Victoria • ½ citron vert • ½ mangue • 2 brins de coriandre • 1 cuil. à soupe d'huile d'olive • 1 cuil. à café de vinaigre de cidre

1 Épluchez le chou et râpez-le. Coupez l'ananas en petits dés. Pressez le citron pour en récupérer le jus. Épluchez la mangue et mettez la chair dans le mixeur avec la coriandre, le jus du citron, l'huile, le vinaigre, du sel, du poivre, puis mixez jusqu'à l'obtention d'une sauce liquide.

2 Mélangez l'ananas avec le chou, versez la sauce, remuez et dégustez.

VARIANTES

Vous pouvez remplacer le chou-rave par du chou vert nouveau, du chou blanc ou du chou chinois.

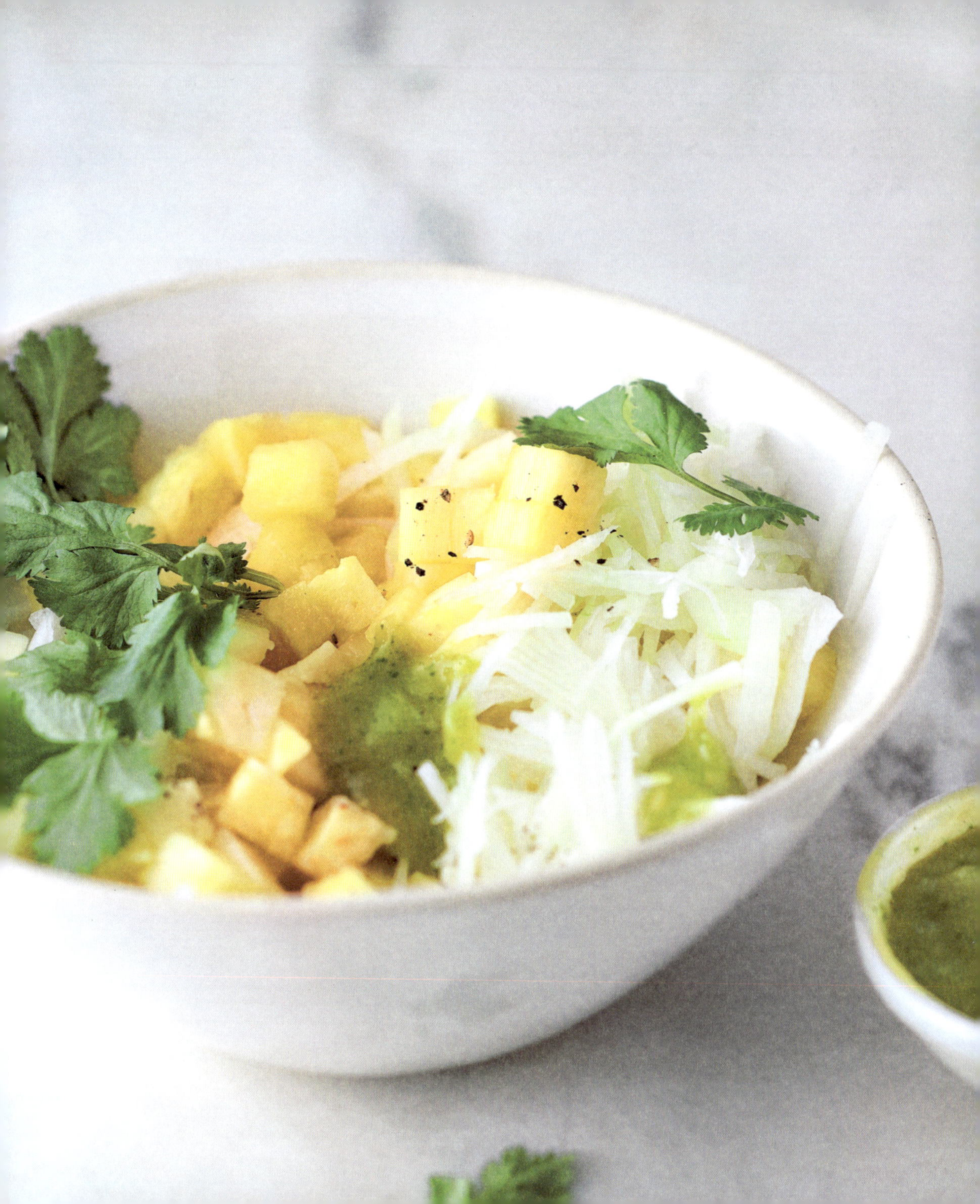

SALADE DE PETITS ARTICHAUTS

POUR 2 PERSONNES

FACILE

10 MIN DE PRÉPARATION
30 MIN DE CUISSON

1 botte d'artichauts poivrade • ½ botte d'oignons frais • ½ gousse d'ail • ½ branche de céleri • 1 brin de thym • ½ bouquet de basilic • 1 citron • ½ cœur de salade • ½ boule de mozzarella • 3 cuil. à soupe d'huile d'olive • Vinaigre balsamique • Poivre de moulin

1 Épluchez les artichauts en coupant le haut et en glissant un petit couteau autour du cœur pour retirer les premières feuilles, raccourcissez aussi la tige et coupez-les en deux. Coupez les filaments des oignons frais, passez-les sous l'eau pour ôter la terre et séchez-les. Pelez et émincez l'ail.

2 Réunissez dans une cocotte les artichauts avec les petits oignons coupés en quatre, le céleri en tronçons, l'ail, le thym, la moitié du basilic ciselé, le jus du citron, 1 cuil. à soupe d'huile d'olive et 10 cl d'eau. Portez à ébullition, couvrez et laissez cuire pendant 20 à 30 min.

3 Mettez les légumes dans un petit saladier. Ajoutez la salade coupée en lanières, des morceaux de mozzarella égouttée, le basilic restant, du sel, du poivre, un filet d'huile d'olive et de vinaigre balsamique.

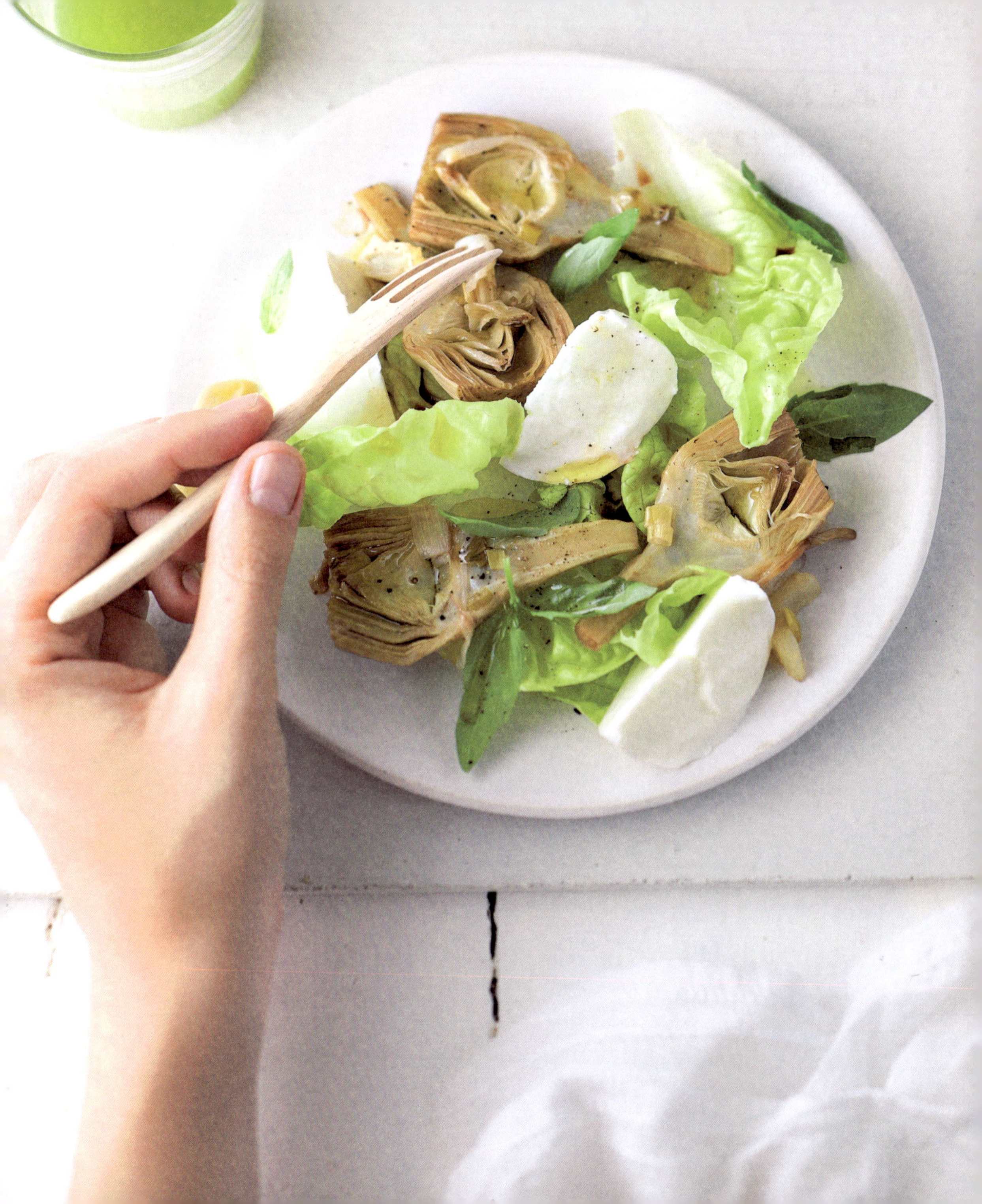

SALADE DE FENOUIL, ÉPINARDS ET SÉSAME NOIR

POUR 2 PERSONNES
10 MIN DE PRÉPARATION
FACILE

MATÉRIEL
Mandoline

2 petits bulbes de fenouil • ½ poignée de jeunes pousses d'épinards • 5 radis roses • 1 cuil. à café de graines de sésame noir **POUR LA SAUCE :** 1 cuil. à café de moutarde forte • ½ citron • ¼ d'orange • 3 cuil. à soupe d'huile d'olive • Fleur de sel • Poivre du moulin

1 Retirez les premières côtes des bulbes de fenouil, lavez-les, égouttez-les et émincez-les finement avec une mandoline.

2 Disposez dans un saladier les épinards lavés et coupés en lanières et les radis roses grossièrement émincés.

3 Fouettez ensemble les ingrédients de la sauce pour les émulsionner et versez-la sur la salade. Parsemez de graines de sésame.

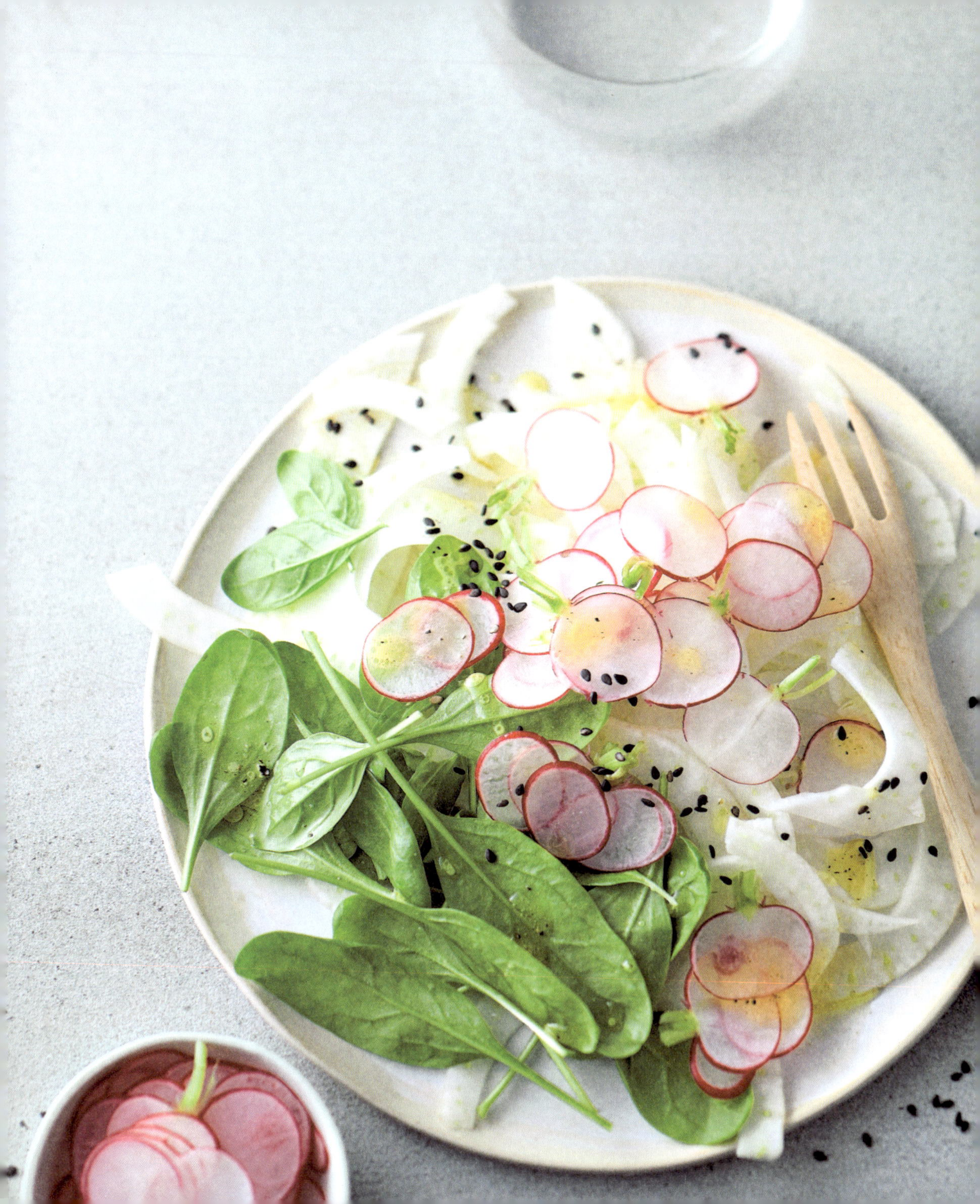

SALADE DE SARRASIN
AUX PETITS LÉGUMES

POUR 2 PERSONNES

FACILE

15 MIN DE PRÉPARATION
1 H DE REPOS
10 MIN DE CUISSON

125 g de kasha (graines de sarrasin grillées) • ½ courgette • 1 tomate • 3 brins de persil plat • ½ botte de ciboulette • 1 cuil. à soupe d'huile de tournesol • Le jus de ½ citron jaune • Sel, poivre du moulin

1 Plongez le kasha dans de l'eau salée froide, puis portez à ébullition et laissez cuire pendant 10 min. Laissez reposer hors du feu 5 min, puis laissez refroidir au frais pendant 1 h environ.

2 Lavez les légumes, coupez-les en tout petits dés. Ajoutez le persil et la ciboulette ciselés, l'huile et le jus du citron. Poivrez.

3 Sortez le kasha et ajoutez-le aux légumes. Mélangez bien et dégustez.

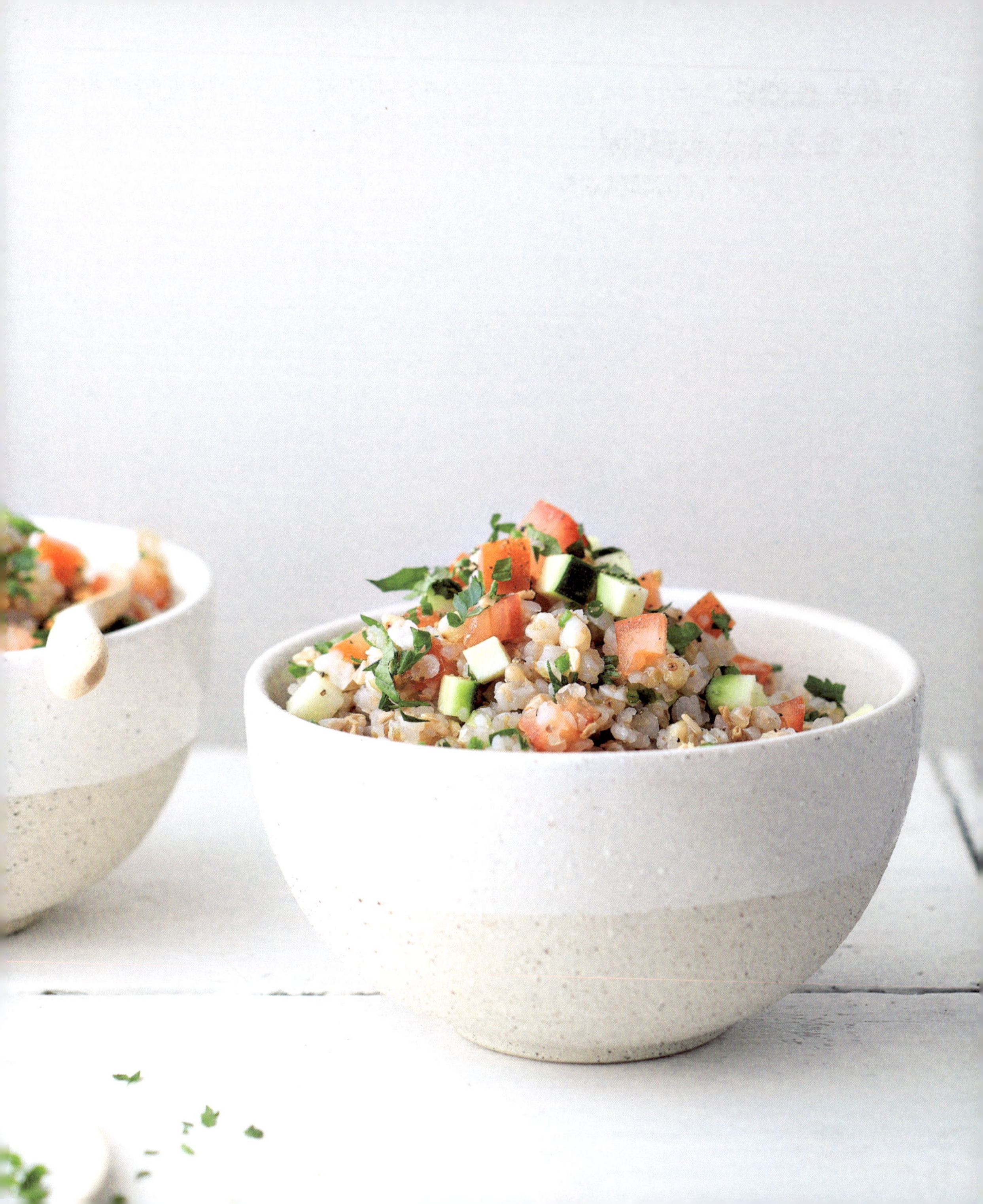

SALADE DÉTOX À LA VINAIGRETTE
AU WASABI

POUR 2 PERSONNES

FACILE

10 MIN DE PRÉPARATION

1 cuil. à soupe de baies de goji séchées • 1 cœur de laitue romaine • 1 tête de feuille de chêne rouge • 1 poignée de roquette • ½ pomme • ½ avocat • Le jus de ½ citron • 1 betterave rouge crue • 1 grenade • 1 cuil. à soupe de graines de courge • 1 cuil. à soupe de graines de tournesol **POUR LA VINAIGRETTE :** 2 cuil. à soupe d'eau de coco • 1 cuil. à soupe d'huile d'olive • ½ cuil. à café de pâte de wasabi • 1 cuil. à café de jus de citron vert • 2 cuil. à soupe de yaourt au soja • ½ cuil. à café de sirop d'agave • 1 pincée de sel marin

1 Faites tremper les baies de goji, puis égouttez-les. Lavez soigneusement les salades, essorez-les et coupez-les en fines lamelles.

2 Épépinez et tranchez la pomme en fines rondelles. Coupez l'avocat en dés. Ajoutez le jus de citron et mélangez délicatement. Versez avec les salades dans un saladier. Épluchez et coupez la betterave en fines lamelles et ajoutez-les dans le saladier. Intégrez les baies de goji et les graines de grenade, parsemez de graines de courge et de tournesol.

3 Mélangez les ingrédients de la vinaigrette au wasabi, puis versez sur la salade.

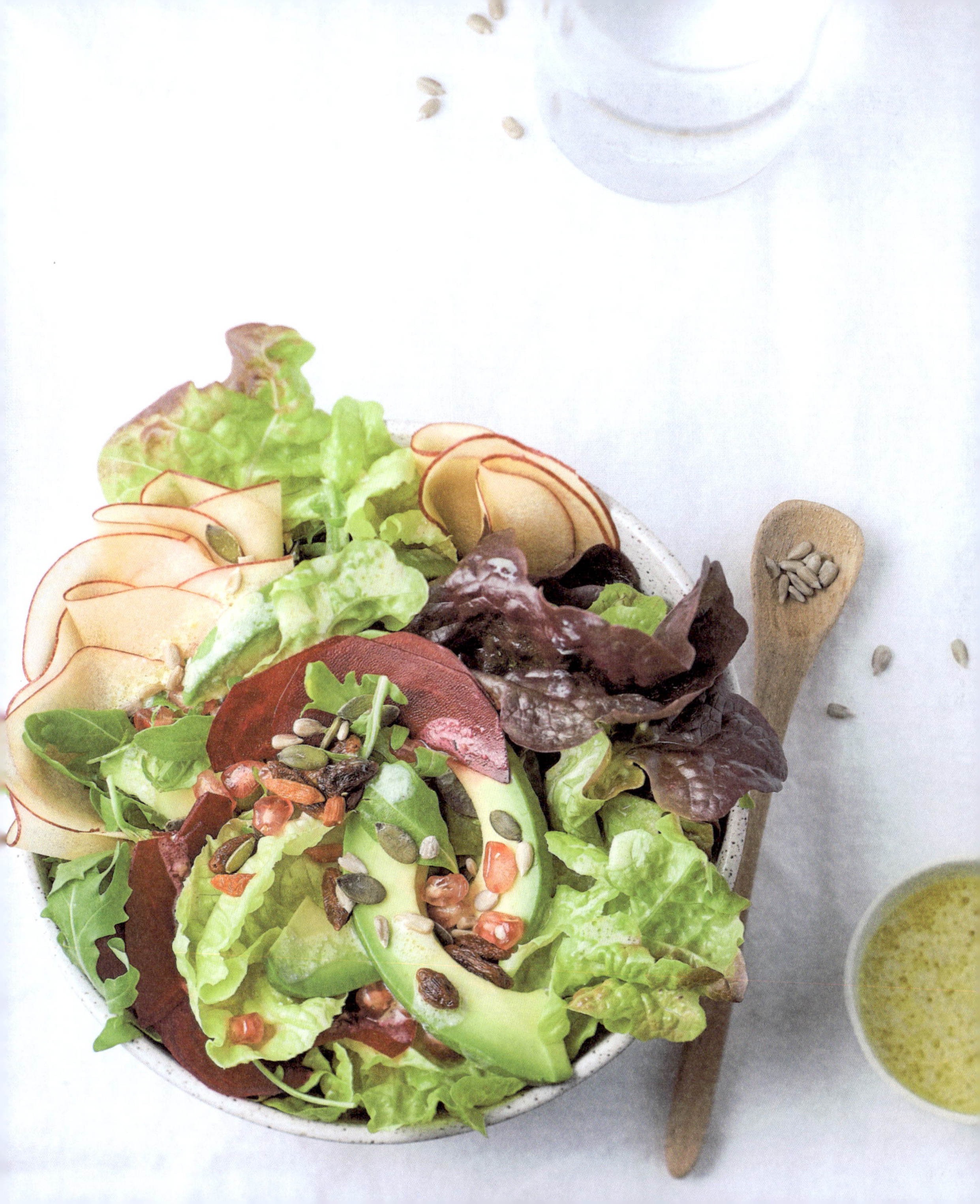

THON GRILLÉ À L'AVOCAT

POUR 2 PERSONNES

FACILE

10 MIN DE PRÉPARATION
5 MIN DE CUISSON

1 tranche de thon de 150 g et de 1 cm d'épaisseur environ • 10 g de gingembre • 1 avocat • 1 citron vert • 2 cuil. à soupe d'huile d'olive • ½ bouquet de coriandre • Sel, poivre du moulin

1 Pelez le gingembre et détaillez-le en fins bâtonnets, puis placez-les dans un saladier. Découpez l'avocat en lamelles et ajoutez-les au saladier. Pressez au-dessus ½ citron, salez, poivrez et mélangez bien.

2 Faites chauffer l'huile dans une poêle antiadhésive et déposez la tranche de thon. Laissez cuire 2 min de chaque côté, salez, poivrez et coupez la part en deux.

3 Lavez et ciselez la coriandre, coupez le demi-citron restant en 4 quartiers. Dressez dans deux assiettes : les lamelles d'avocat, 1 morceau de thon, parsemez de coriandre et ajoutez ¼ de citron vert.

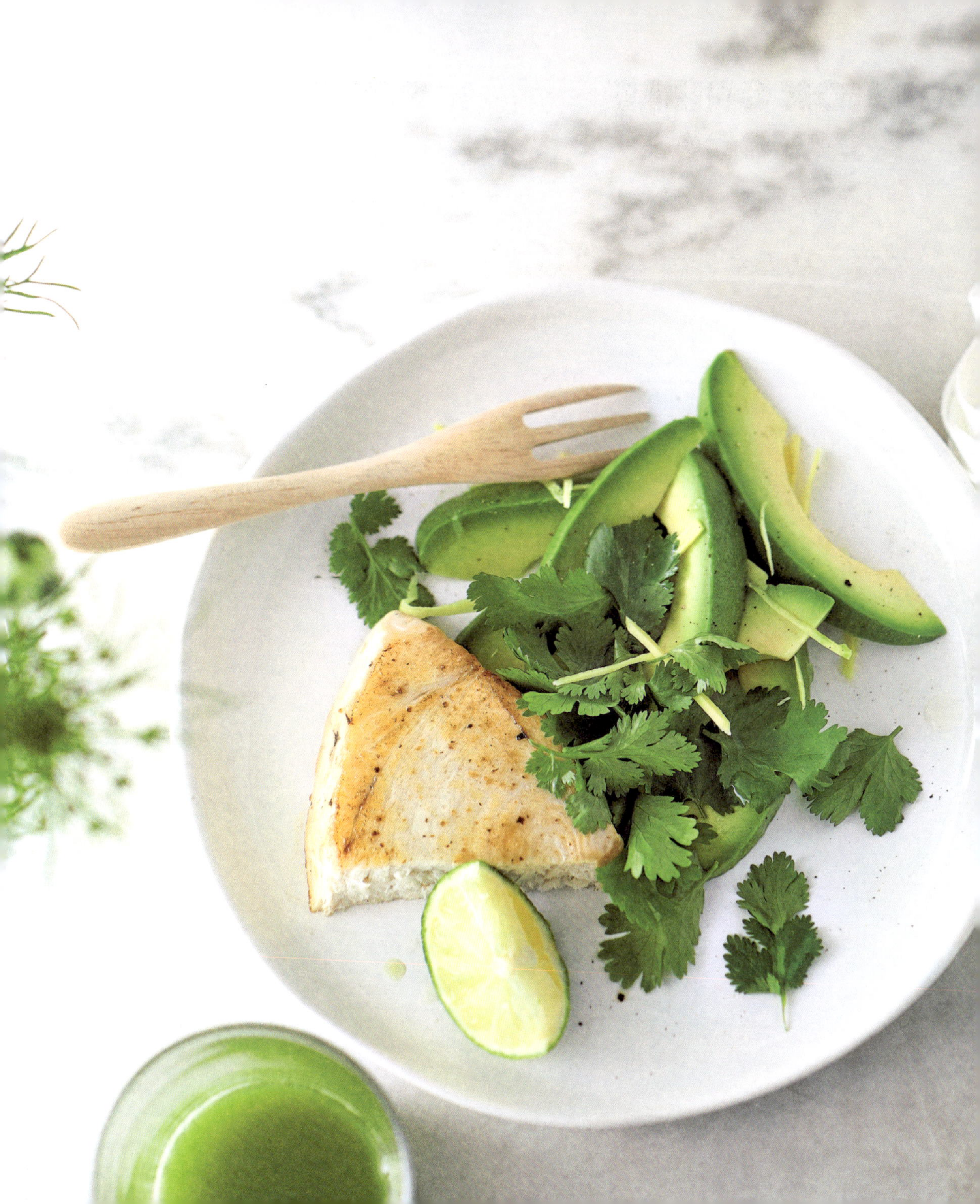

SALADE DE FRUITS DÉTOX

POUR 2 PERSONNES

10 MIN DE PRÉPARATION

FACILE

½ pamplemousse rose • 1 kiwi • 1 grenade • 1 cuil. à soupe de miel

1 Pelez le pamplemousse à vif au-dessus d'un bol pour récupérer le jus qui s'écoule. Détaillez le kiwi en quartiers. Ouvrez la grenade et récupérez les graines.

2 Versez le miel dans le jus du pamplemousse.

3 Répartissez les fruits dans deux contenants et arrosez-les de jus de pamplemousse sucré.

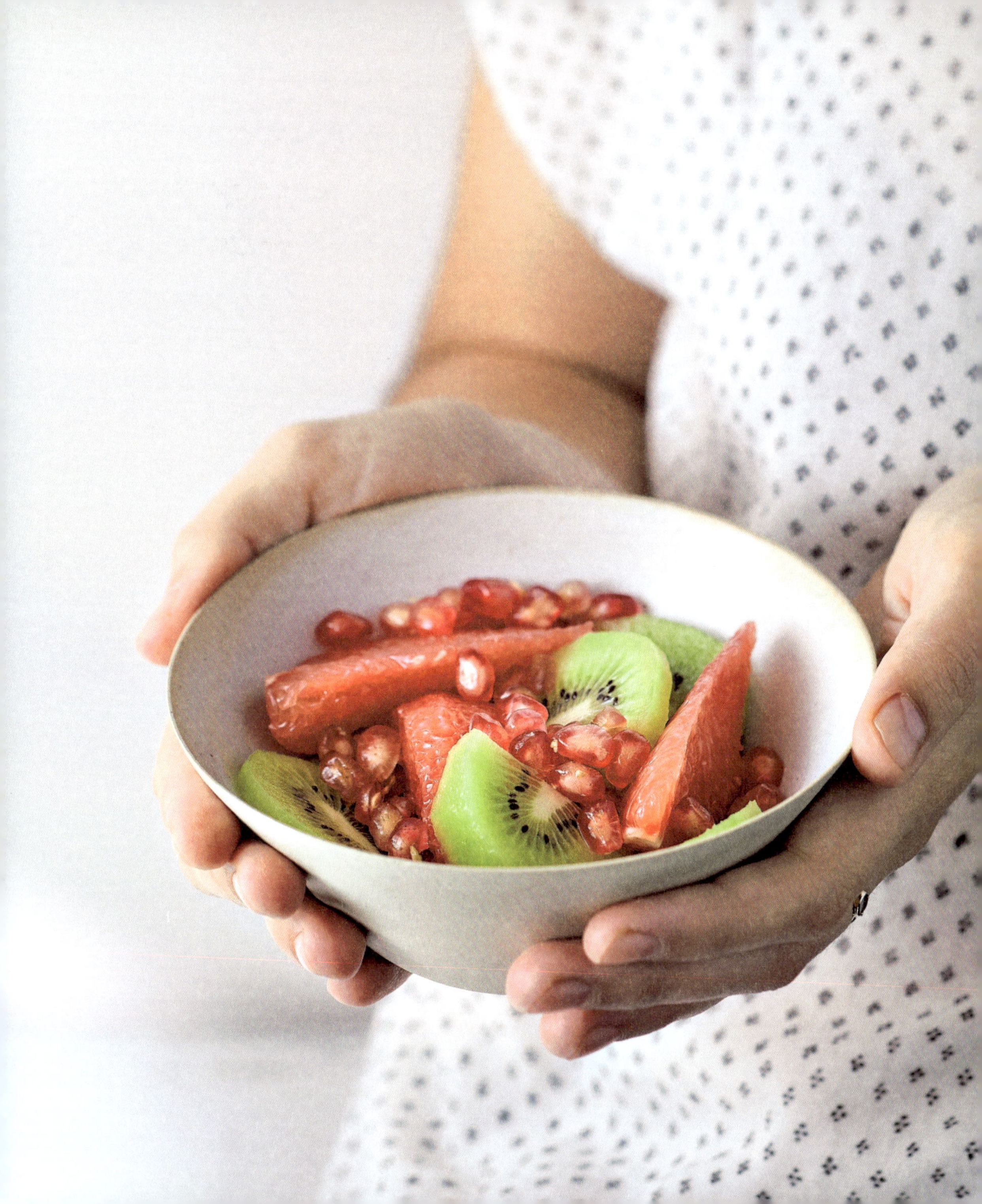

PERLES DE TAPIOCA
À LA GRENADE

POUR 2 PERSONNES

FACILE

10 MIN DE PRÉPARATION
15 MIN DE CUISSON

20 cl de jus de grenade • 50 g de perles de tapioca • 1 grenade

1 Faites chauffer le jus de grenade. Versez les perles de tapioca, remuez et laissez cuire 15 min environ à feu moyen en tournant régulièrement.

2 Coupez la grenade en deux et récupérez les graines.

3 Répartissez dans des verres transparents les perles de tapioca et dressez à la surface de graines de grenade.

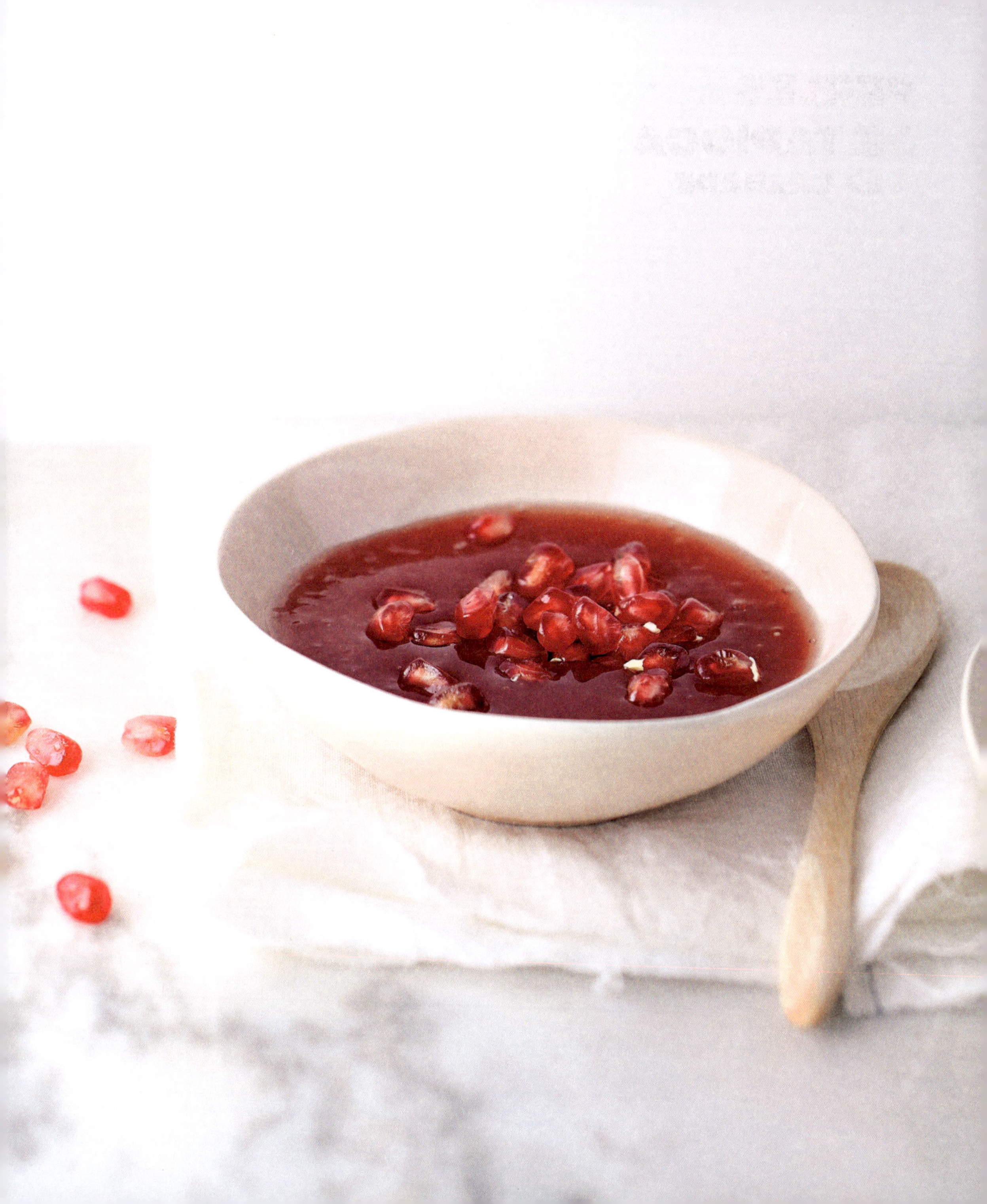

APRÈS LA CURE DÉTOX

Félicitations ! Vous avez terminé votre cure de jus détox, et vous pouvez être fier de vous ! Que votre cure ait été plus ou moins longue, l'essentiel est d'avoir été au bout et d'être récompensé par les nombreux effets positifs de la détox.

La réintroduction d'une alimentation équilibrée et variée doit être progressive. La première fois où vous mangerez à nouveau un repas solide, prenez de petites portions. Vous remarquerez de toute façon que les sensations de satiété arrivent plus rapidement qu'avant votre cure de jus détox.

Retardez le plus possible ou, idéalement, ne réintégrez jamais la prise d'aliments transformés industriels. Vous devez profiter de cette détox pour instaurer de nouvelles habitudes d'hygiène de vie, qui vous permettront de conserver longuement les bénéfices de votre détox. Pour vous aider, vous pouvez consulter un diététicien qui établira avec vous un programme personnalisé qui tiendra compte de vos goûts, de votre mode de vie et de vos objectifs.

Quelle que soit la durée de votre cure, n'oubliez pas :

- Une alimentation équilibrée et variée est la plus bénéfique pour votre santé.
- Toute la journée, gardez le reflex d'une bonne hydratation, de l'eau non-stop et des tisanes.
- No cigarette, no alcool, no café. Sans ce trio, votre organisme vous remerciera.

Vous devez considérer cette cure de jus détox comme le commencement d'un nouveau mode de vie, plus conscient de votre corps, de votre faim et de vos sensations alimentaires.

LES VERTUS DES PLANTES

Anis étoilé et anis vert	Digestive
Basilic	Digestive
Camomille	Digestive et apaisante
Cannelle	Tonique et digestive
Cynorhodon	Tonique, riche en vitamine C, astringente
Fenouil	Digestive
Hibiscus	Diurétique et sudorifique
Laurier	Digestive et anti-fatigue
Lavande	Calmante
Lin	Laxative
Marjolaine	Digestive et calmante
Mauve	Laxative
Mélisse	Calmante, anti-nauséeuse, apporte le sommeil
Menthe verte et menthe poivrée	Digestive et anti-ballonnements, tonique
Millefeuille	Stimule de la circulation
Orange bigarade	Déstressante et calmante
Origan	Antiseptique
Ortie	Dépurative
Reine-des-prés	Anti-inflammatoire
Romarin	Stimulant, régule et stimule l'activité du foie
Sarriette	Facilite la digestion
Sauge	Digestive et tonique de l'estomac, sudorifique
Thym	Purifiante
Tilleul	Renforce les défenses immunitaires
Verveine	Digestive et apaisante

LISTES DE COURSES

Cure détox de 3 jours

	PRÉ-DÉTOX	DÉTOX, JOUR 2	POST-DÉTOX	DANS VOTRE PANIER
Ananas (unité)		0,25		0,25
Angélique (feuille)	2		2	4
Avocat (unité)		0,25		0,25
Banane (unité)		1		1
Betterave crue (unité)		1		1
Beurre (en g)	10		10	20
Blette (botte)		0,5		0,5
Bouillon de Passédat (unité)	1			1
Brocoli (tête)		2,5		2,5
Carotte (unité)		8	2	10
Céleri (branche)		3,5		3,5
Céréales crues, en g (riz, pomme de terre, quinoa, millet, lentilles…).	50		50	100
Chou frisé (botte)		1		1
Ciboulette (brin)	2			2
Citron jaune (unité)	2	1	2	5
Citron vert (unité)	0,25	1,5		1,75
Concombre (unité)		1,5		1,5
Coriandre (brin)	2			2
Courgette (unité)			1	1
Cyprès (feuille)	2		2	4
Dattes dénoyautées (unité)		3		3
Fruits de saison (unité)	2		2	4

Gingembre (en cm)	4	2	3	9
Grenade (unité)	1		1	2
Jus d'amande (en cl)		15		15
Kiwi (unité)	1		1	2
Légumes au choix (au minimum, en g)	400		400	800
Menthe fraîche (tiges)	4	1	4	9
Miel (en g)	40	10	30	80
Navet jaune (unité)			1	1
Oléagineux (poignée)	1		1	2
Orange (unité)		2		2
Origan (cuil. à café)	1		1	2
Pain de seigle du boulanger (en g)	40		40	80
Pamplemousse (unité)	0,5		0,5	1
Panais (unité)			1	1
Persil (brin)	2	10		12
Poire (unité)		1		1
Poireau (unité)			1	1
Pomme (unité)		2		2
Pousses d'épinards (poignée)		1		1
Queue de crevette décortiquée (en g)	200			200
Romarin (branche)	1		1	2
Sachet bouillon Ariaké (unité)			1	1
Tête de chou (unité)		0,25		0,25
Tête de laitue (unité)		0,25		0,25
Thym (brin)	2		2	4
Yaourt nature (animal ou végétal)	1		1	2

Cure détox de 5 jours

	PRÉ-DÉTOX	DÉTOX, JOUR 2	DÉTOX, JOUR 3	DÉTOX, JOUR 4	POST-DÉTOX	DANS VOTRE PANIER
Ananas (unité)		0,25		0,75		1
Angélique (feuille)	2				2	4
Avocat (unité)		0,25				0,25
Banane (unité)		1		1		2
Betterave crue (unité)		1	3			4
Beurre (en g)	10				10	20
Blette (botte)		0,5				0,5
Bouillon de Passédat (unité)	1					1
Brocoli (tête)		2,5				2,5
Cacao cru en poudre (cuil. à soupe)			1			1
Carotte (unité)		8	5	2	2	17
Céleri (branche)		3,5	2	2		7,5
Céréales crues, en g (riz, pomme de terre, quinoa, millet, lentilles...).	50				50	100
Chou frisé (botte)		1	1			2
Chou kale (botte)			1			1
Chou rouge (unité)				0,25		0,25
Chou vert (unité)				1		1
Ciboulette (brin)	2					2
Citron jaune (unité)	2	1	3,5	3	2	11,5
Citron vert (unité)	0,25	1,5	1			2,75
Concombre (unité)		1,5	2	2		5,5
Coriandre (brin)	2					2
Courgette (unité)					1	1
Cyprès (feuille)	2				2	4
Dattes dénoyautées (unité)		3		3		6
Fenouil			1			1
Fruits de saison (unité)	2				2	4
Gingembre (en cm)	4	2			3	9

Grenade (unité)	1				1	2
Jus d'amande (en cl)		15		15		30
Jus de noisette (en cl)			18			18
Kiwi (unité)	1				1	2
Légumes au choix (au minimum, en g)	400				400	800
Mélange quatre-épices (cuil. à café)			0,5			0,5
Menthe fraîche (tige)	4	1			4	9
Miel (en g)	40	10		10	30	90
Navet jaune (unité)					1	1
Oléagineux (poignée)	1				1	2
Orange (unité)		2	1	1		4
Origan (cuil. à café)	1				1	2
Pain de seigle du boulanger (en g)	40				40	80
Pamplemousse (unité)	0,5		1		0,5	2
Panais (unité)					1	1
Persil (brin)	2	10	10			22
Poire (unité)		1	2			3
Poireau (unité)					1	1
Poivron rouge (unité)				1		1
Pomme (unité)		2	3	4		9
Pousses d'épinards (poignée)		1	2	2		5
Queue de crevette décortiquée (en g)	200					200
Radis noir (unité)				0,5		0,5
Romarin (branche)	1				1	2
Sachet bouillon Ariaké (unité)					1	1
Sirop d'agave (cuil. à café)			1			1
Tête de chou (unité)		0,25				0,25
Tête de laitue (unité)		0,25				0,25
Tomate (unité)				2		2
Thym (brin)	2				2	4
Yaourt nature (animal ou végétal)	1				1	2

Cure détox de 7 jours

	PRÉ-DÉTOX	DÉTOX, JOUR 2	DÉTOX, JOUR 3	DÉTOX, JOUR 4	DÉTOX, JOUR 5	DÉTOX, JOUR 6	POST-DÉTOX	DANS VOTRE PANIER
Ananas (unité)		0,25		0,75				1
Angélique (feuille)	2						2	4
Avocat (unité)		0,25						0,25
Banane (unité)		1		1				2
Betterave crue (unité)		1	3		1			5
Beurre (en g)	10						10	20
Blette (botte)		0,5						0,5
Bouillon de Passédat (unité)	1							1
Brocoli (tête)		2,5			2			4,5
Cacao cru en poudre (cuil. à soupe)			1			1		2
Carotte (unité)		8	5	2	9		2	26
Céleri (branche)		3,5	2	2	3			10,5
Céréales crues, en g (riz, pomme de terre, quinoa, millet, lentilles...).	50						50	100
Chou frisé (botte)		1	1					2
Chou kale (botte)			1					1
Chou rouge (unité)				0,25				0,25
Chou vert (unité)				1	0,25			1,25
Ciboulette (brin)	2							2
Citron jaune (unité)	2	1	3,5	3	1		2	12,5
Citron vert (unité)	0,25	1,5	1		1			3,75
Concombre (unité)		1,5	2	2	2,5			8
Coriandre (brin)	2							2
Courgette (unité)							1	1
Cyprès (feuille)	2						2	4
Dattes dénoyautées (unité)		3		3				6
Fenouil (unité)			1					1
Fraises (en g)					100			100
Fruits de saison (unité)	2						2	4
Gingembre (en cm)	4	2			1		3	10
Grenade (unité)	1						1	2

Jus d'amande (en cl)		15		15				30
Jus de noisette (en ml)			18			18		36
Kiwi (unité)	1						1	2
Laitue					0,25			0,25
Légumes au choix (au minimum, en g)	400						400	800
Mélange quatre-épices (cuil. à café)			0,5			0,5		1
Menthe fraîche (tige)	4	1			3		4	12
Miel (en g)	40	10		10			30	90
Navet jaune (unité)							1	1
Oléagineux (poignée)	1						1	2
Orange (unité)		2	1	1	4			8
Origan (cuil. à café)	1						1	2
Pain de seigle du boulanger (en g)	40						40	80
Pamplemousse (unité)	0,5		1				0,5	2
Panais (unité)							1	1
Persil (brin)	2	10	10		10			32
Poire (unité)		1	2					3
Poireau (unité)							1	1
Poivron rouge (unité)				1	0,25			1,25
Pomme (unité)		2	3	4	1			10
Pousses d'épinards (poignée)		1	2	2	1			6
Queue de crevette décortiquée (en g)	200							200
Radis noir (unité)				0,5				0,5
Romarin (branche)	1						1	2
Sachet bouillon Ariaée (unité)							1	1
Sirop d'agave (cuil. à café)			1			1		2
Tête de chou (unité)		0,25						0,25
Tête de laitue (unité)		0,25						0,25
Tomate (unité)				2	3			5
Thym (brin)	2						2	4
Yaourt nature (animal ou végétal)	1						1	2

58, rue Jean Bleuzen – CS 70007 – 92178 Vanves Cedex

Direction : Catherine Saunier-Talec
Responsable éditoriale : Céline Le Lamer
Responsable de projet : Lisa Grall
Conception intérieure et couverture : Minsk-Studio
Responsable artistique : Nicolas Beaujouan
Réalisation intérieure : Les Paoistes
Correction : Charlotte Müller
Fabrication : Amélie Latsch
Responsable partenariats : Sophie Morier (smorier@hachette-livre.fr)

Dépôt légal : janvier 2018
53-1143-2/01
ISBN : 978-2-01-335052-5
Imprimé en Espagne par Cayfosa

Retrouvez-nous
sur Facebook :
facebook.com/hachette cuisine

PAPIER À BASE DE FIBRES CERTIFIÉES

hachette PRATIQUE s'engage pour l'environnement en réduisant l'empreinte carbone de ses livres. Celle de cet exemplaire est de :
815 g éq. CO_2
Rendez-vous sur www.hachette-durable.fr